Tooth Preparation

Yoshiaki Nishikawa · Masahiro Kuwata 편

박 성 재 · 박 지 영 역

dh 대한나래출판사

DaehanNarae Publishing, Inc.

#903 IS Biz Tower
147 Sungsu 2-ro
Sungdong-gu
SEOUL 133-120, KOREA
TEL: +82-2-922-7080
FAX: +82-2-922-0841
E-mail: nrpub@naver.com
Website: www.dhpub.com

This book was originally published in Japanese under the title of:
Dental Outlook/Extra Issue **Tooth Preparation**
Editors: Yoshiaki Nishikawa and Masahiro Kuwata

ISBN 978-89-5741-398-2

Printed in Korea

집필자 일람

편집자

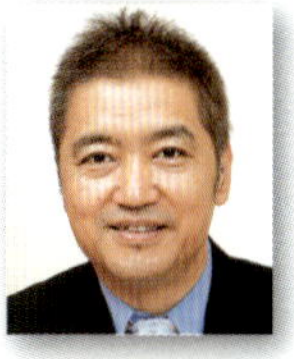

西川義昌 Yoshiaki Nishikawa

1974년 오사카치과대학 졸업
1975년 하라주쿠덴탈오피스(도쿄도 시부야구) 근무
1995년 코시키지마 중앙진료소(가고시마현 시내) 근무
2000년 요요기우에하라 덴탈오피스 개업
NMG 형성회 대표

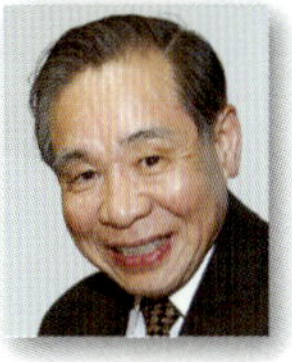

桑田正博 Masahiro Kuwata

1956년 아이치기공전문학교 졸업
1972년 Kuwata College 교장
1981년 보스톤대학 치학부 객원교수
2000년 중국 천진의과대학 객원교수
2002년 아이치기공전문학교 교장

집필자

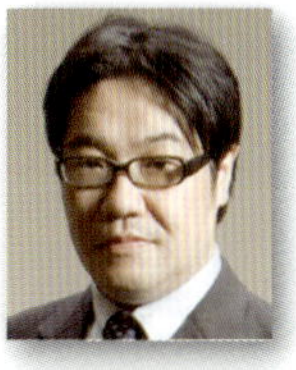

南　昌宏 Masahiro Minami

1986년 오사카치과대학 졸업
1989년 혼다 치과의원(오사카부 히가시오사카시)·기하라 치과의원(나라가와현 이코마시) 근무
1993년 미나미 치과의원(오사카부 가와치나가노시) 개업
2003년 미나미 치과의원(오사카부 북구) 이전 개업
치학박사 5-D Japan Founder, SJCD 국제상임이사 오사카치과대학 치과보존학강좌 비상근강사

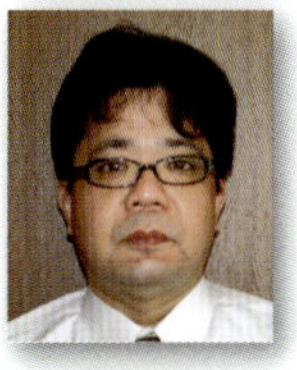

兒玉敏郎 Toshirou Kodama

1988년 나가사키대학 치학부 졸업
1988년 야마사키치과의원(미야자키현 미야코노조시) 근무
1994년 고다마 치과의원 개업

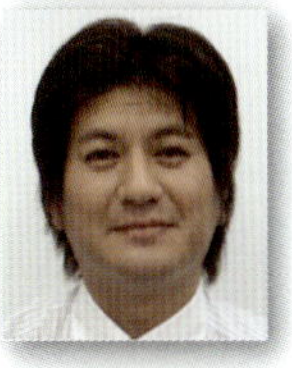

大西一男 Kazuo Onishi

1993년 가고시마대학 치학부 졸업
1993년 야마사키치과의원(미야자키현 미야코노조시) 근무
1998년 오니시 치과의원 개업

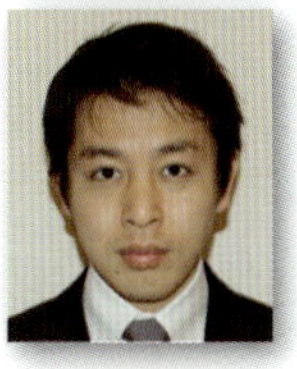

伊等直人 Naoto Ito

2004년 일본대학 치학부 졸업
2010년 이토 덴탈클리닉(나라가와현 오다와라시) 개업

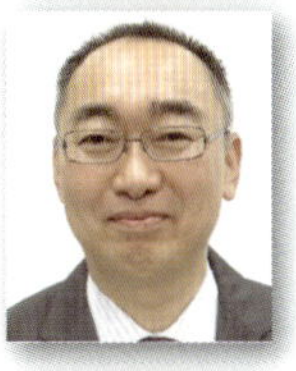

八子誠一郎 Seiichiro Yako

1981년 일본치과대학 니가타치학부 졸업
1985년 야코 치과의원(니가타현 쓰바메시) 개업

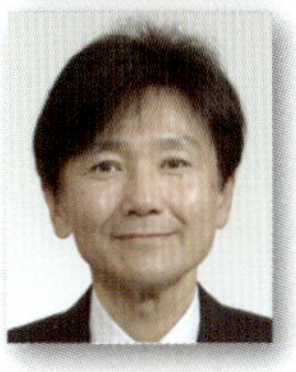

坂元一貴 Kazutaka Sakamoto

1981년 도쿄이과대학 약학부 졸업
1988년 가고시마현대학 치학부 졸업
1995년 사카모토 치과클리닉(미야자키현 미야자키시) 개업
NMG 형성회 회장

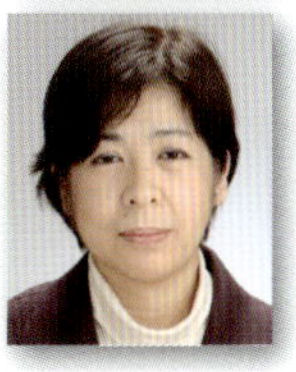

茆原 가오리 Kaori Chihara

1992년 가고시마현대학 치학부 졸업
1992년 니시카사이 사카이 치과(도쿄도 에도카와구) 근무
1994년 야마사키 치과의원(미야자키현 미야코노조시) 근무
1997년 스미요시 치과 개업

발간에 앞서

본서에서는 지대치 형성의 모든 내용을 망라하기보다 1치아 전부 크라운의 기본 형태를 정리하는 데 그 목적을 두었다.

구와타(桑田正博)와 니시카와(西川義昌)는 치아가 두 개에 어떤 각도로 식립되어 있는지 관찰하고 구와타의 three plane concept에 입각해 발거치에서 장축에 대한 중앙 기준면, 절단(교두) 기준면의 각도를 측정했다. 그리고 그 각도의 평균치를 산출하고 지대치 형성면의 기준에 대해 고찰을 더했다. 최근 들어 진보한 컴퓨터 어플리케이션과 CT 영상을 활용해 간단히 계측할 수 있었는데, 다행히도 Dempster와 Kraus 등 선인들의 계측 데이터가 있어서 그것들을 적용해 진행할 수 있었다.

본서에서는 면의 기준에 대한 기본 원칙을 '역학적 고려'에 두었다. Dawson이 "Functional Occlusion: From TMJ to Smile Design"(2007)에서 서술하였듯이, 우리들은 '저작계의 내과의'가 되어야 한다. 모든 치과치료는 저작계의 안전을 확보하면서 행해져야 하며 지대치 형성도 같다고 할 수 있다. 역학적으로 고려하고 발거치를 계측한 값을 이용해 지대치 형성의 기준면, 세 면을 찾을 수 있었다.

또한 생물학적 안전성을 확보할 수 있는 마진의 설정에 대해서도 고찰했다. 기능을 회복하기 위해 수복물을 계획할 때에 삭제량의 기준에 대해서도 소개했다. 지대치 형성이 수복물의 형태를 규정하므로 크라운을 장착한 후 기능의 회복에는 그 기반을 이루는 지대치 형성이 중요한 역할을 한다.

삭제량을 규정하는 것은 치아의 길이와 폭경 등 해부학적 요인이며, 도쿄치과대학 이데(井出吉信) 교수의 데이터를 비롯해 일본 연구자의 많은 데이터가 큰 참고가 되었다. 예를 들면 상악 중절치는 설면 중앙부가 협착해 있어 그것의 두께를 고려하지 않으면 임상적인 지대치 형성이 불가능하다.

지대치 형성은 저작계의 안전성과 생물학적 건강을 확보한 후에 진행되어야 하며 바꿔 말하면 그런 요인들의 제약을 받는다. 이 내용을 무시하거나 도를 넘는 지대치 형성은 조기에 치아와 치주조직 또는 수복물에 문제를 일으키므로 신중을 기해야 할 것이다.

상부 구조인 수복물에는 치료 형태가 필요하지만 생물학적으로 건강한 형태도 회복해야 한다. 저작계의 안전성과 생물학적 건강을 무시하고 심미를 중시한 형태나 교합면의 폭경이 넓은 크라운은 결과적으로 재치료의 시기를 앞당기고 구강 환경을 파괴할 것이다.

완벽한 수복치료는 존재하지 않는다. 항상 질환의 위험이 존재하고 구강 환경은 계속해서 변화한다. 수복물은 노후되고 환경의 변화에 능동적으로 대처할 수 없다. 따라서 우리들은 치료를 시작하기 전에 정확하게 검사·진단하고 숙련된 기술을 발휘해 치료를 최소화하도록 노력해야 한다.

일단 치료를 하면 재치료의 위험성은 높아진다. 우식과 치주질환을 철저히 관리해야 한다. 이것이 치과의료 종사자의 이상이자 목표이다.

2011년 3월 11일에 일어난 일본 대지진과 후쿠시마 원전 사고는 일본인의 생활 환경에 큰 변화를 가져왔다. 그리고 앞으로 환경 변화의 가능성을 생각하면 치과계는 조기 예방 시스템을 확립해야 하고, 조절하기 쉬운 1치 치료도 명확한 기준을 가지고 실천해야 하며, 결과적으로 치료의 '차단'에 가치를 두어야 한다고 생각한다. 또한 모든 치과의사, 치과기공사, 치과위생사는 기본 치관 수복을 할 때에 확실하게 검사·진단하고 숙련된 기술을 발휘해 치료를 진행하는 환경을 구축해야 한다.

본서는 위의 기본 치관 수복치료가 뿌리를 내리려면 무엇이 필요할까 고민을 하면서 몇 년간 토의를 한 끝에 얻은 결과물이다. 많은 내용은 선인들에게 직접 듣거나 책이나 논문을 통해 배운 내용을 기반으로 하며, 거기에 우리들의 임상적 해석과 아이디어를 담았다. 그러나 이것은 완성형이 아니라 기자재의 진보와 임상의 관찰을 통해 계속 진화해 가리라 확신한다. 그리고 누구나 안전한 기준을 가지고 정확하게 지대치 형성할 수 있기를 바란다.

마지막으로 山崎長郎(도쿄도 개업), 本多正明(오사카부 개업), 内藤正裕(도쿄도 개업)께 특별히 감사의 마음을 전하고 싶다

2012년 5월

편 집 위 원

西川義昌 Yoshiaki Nishikawa

桑田正博 Masahiro Kuwata

역자 서문

최근 임플란트로의 자연스러운 흐름 때문에 치과의사들의 자연치에 대한 고찰이 자칫 소홀해질 수도 있습니다. 그러나 임플란트도 자연치 모방임을 잊어선 안 됩니다.

치과 임상 수복의 대부분이 점점 single crown 수복으로 되어가는 듯합니다(어쩌면 간단해 보이는 single crown이지만).

하나의 수복물을 제대로 이해하고 만들 수 있다면 전악 수복물을 만들 수 있게 된다는 Kuwata 선생님의 말씀처럼 single crown 수복은 매우 중요합니다. 그리고 이러한 치관 수복의 기본은 'Tooth Preparation'일 겁니다.

Preparation은 임상의 핵심이라고 할 수 있는 교합의 시작이자 완성입니다. 교합면은 교두감합위 안정을 위한 곳이고, 축면은 치주건강을 위한 곳이기 때문입니다. 구치부 치아 삭제를 하는 순간, 최종 수복물인 교합면의 교합(vertical stop)과 축면의 치주건강이 결정되는 것(margin, contour)이고, 전치부 치아 삭제를 하는 순간, 절단, 설면의 교합(anterior guidance)과 축면의 치주건강이 결정되는 것(esthetics)입니다.

좋은 수복물을 제작하려면 치아 외형에 관한 기준을 알고 이해하는 것이 중요하며, 치아와 치열의 외형을 정확히 이해하는 것은 기능적 및 생물학적 치과치료의 근간이 됩니다. 이런 면에서 Kuwata 선생님의 three plane concept은 tooth preparation을 정확하면서도 매우 쉽게 할 수 있도록 해 줍니다.

치과의사라는 직업은 매일 무엇인가를 깎고 씌우며 파내고 채우는 것입니다. 그러므로 우리는 다른 사람의 치아를 손대는 것이 얼마나 중요하고 엄청난 일인지를 깨달아야 하며 자연치아와 유사한 보철이 될 수 있도록 항상 최선을 다해야 합니다.

이전에 번역했던 두 권의 책인 "Practical Occlusal Adjustment and Function", "Single Crown Provisional Restoration" 책과 함께 "Tooth Preparation", "Biologic Crown Contour" 책은 이런 일관된 개념의 연속입니다. 이런 책들을 통해 Kuwata 선생님의 원칙과 철학을 만날 수 있다는 것은 아마도 큰 행운인 듯싶습니다.

이 책이 출간되도록 도와주신 대한나래출판사 최용원 사장님과 임직원들, 특히 Kuwata 선생님의 임상을 이해하는 데 많은 도움을 준 박지영 치과기공사의 노고에 깊이 감사드립니다.

박 성 재

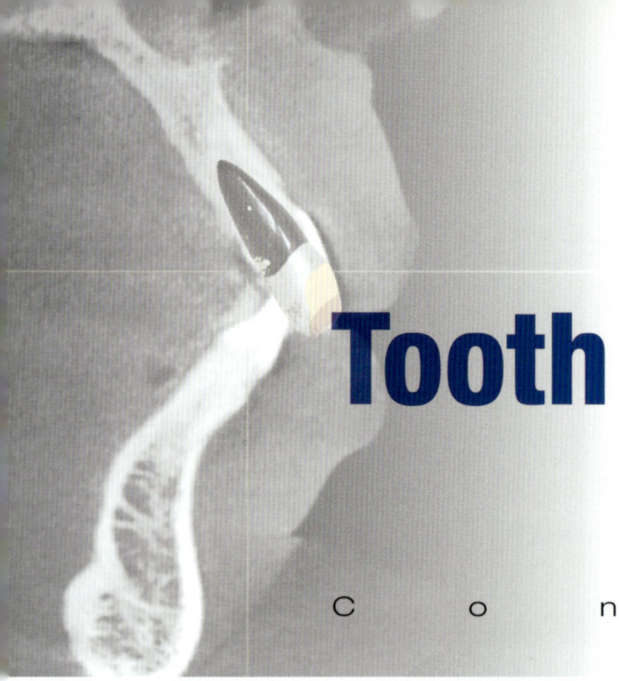

Tooth Preparation

Contents

Chapter 4 구치부 전부 크라운의 지대치 형성

Chapter 5 전치부 전부 크라운의 지대치 형성

Chapter 6 모형 사진으로 재확인! 3면 형성

부 록 Preparation Manual for the Dental Profession

Cover Story

표지와 지면 디자인에 사용한 석고모형은 구와타 선생이 제공해 주셨다. 1963년부터 1964년까지 PFM을 개발하는 과정에서 치과의사와 치과기공사가 의사소통하는 수단으로 Dr. George Straussberg의 지도 하에 구와타 씨가 제작한 모형이다. 25.5cm
표지에 약 50년 전의 수복치료 자료와 21세기 진단기기인 CT 영상을 조합해 '수복치료의 온고지신'을 표현했다.

Chapter 1

지대치 형성의 기본 개념 8개의 키워드

지대치를 형성하기 전에 일단 자연치의 외형 기준 및 치주조직과의 관계를 이해해야 한다. 8개의 기본 개념을 선정해 해설한다.

천정과 바닥의 계획

지대치 형성이란 치질을 상실한 치아에 적절한 수복 재료를 사용해 생물학적, 구조역학적 및 심미적으로 '바람직한 치아의 모습'을 창조하는 치료 과정이다. 그래서 지대치 형성을 'preparation'(준비)이라는 단어로 표현했다. 수복치료의 '핵심'이라 할 수 있는 지대치 형성(foundation)은 수복 재료의 특성을 최대한 활용할 수 있도록 디자인되어야 한다.

크라운 외측 경계면이 생물학적, 기능적 및 심미적 크라운 contour이고, 내측 경계면이 지대치 형성면이다. 그 면과 면 사이가 수복 재료의 두께가 되고 그 범위 내에서 수복 재료를 구성해 '치아 본연의 모습'을 창조한다. 지대치는 porcelain supporting structure로서 구조역학적 기능을 수행할 수 있는 형태가 되어야 한다.

크라운 contour와 지대치 형성의 디자인은 치아의 장축 방향과 three plane concept을 따른다. 이것들은 치과의사와 치과기공사가 함께 수복치료에 참여하기 위해 공유할 '기준'이다. 치과의사는 생물학적, 생리학적 제약 속에서 Minimal Intervention(MI, 최소 침습)의 개념을 가지고 치아에 관여하고, 치과기공사는 제약이 있는 두께 내에서 수복 재료를 합리적으로 구성해 재료학적, 생물학적, 기능적 및 심미적 성과를 달성해야 한다. 서로의 입장에서 지대치 형성을 고찰하는 것은 의의가 있다.

최종적으로 장착할 수복물(크라운)의 이미지가 없다면 지대치 형성은 불가능하다. 주택에 토대와 기둥 및 지붕이 필요하듯이 수복치료에서 치아의 형태를 회복할 때는 '천정'(교합면 형태)과 '바닥'(emergence profile)의 계획이 중요하다. 크라운의 '천정'은 대합치와 인접치의 관계에서 교합 기능의 회복을 지향하고, '바닥'은 치은이나 치은구의 건강 유지를 고려해 계획한다. 기능 회복이라는 측면에서 발음 기능의 회복과 anterior guidance도 중요하다.

크라운이 구비할 요건을 그림 1-1에 소개한다. 이 요건의 '핵심'이 지대치 형성이다(그림 1-2).

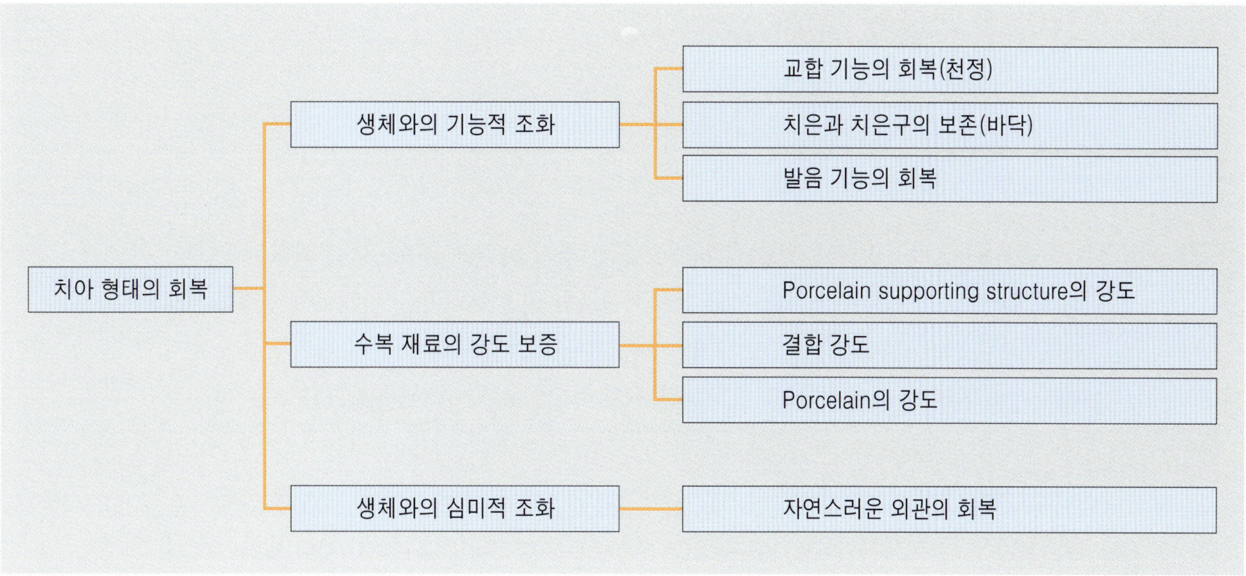

그림 1-1. 크라운의 요건.

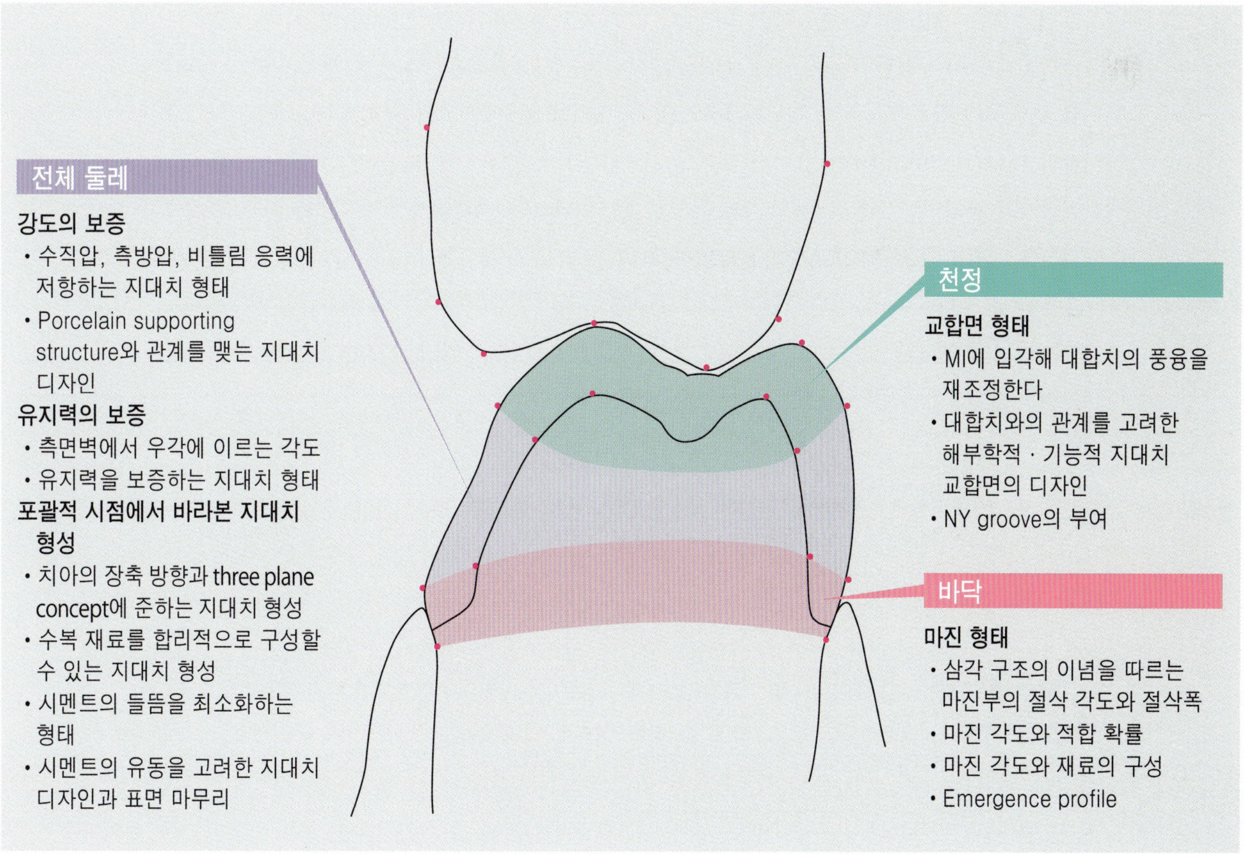

그림 1-2. 지대치를 형성할 때 고려할 사항.

Three Plane Concept

수복치료에서는 구강제(여러)조직과 생물학적, 생리적 및 기능적으로 조화하는 '치아의 모습'을 추구하며 물론 자연치의 치관 형태를 관찰하는 훈련이 필요하다. 치관 형태가 치열 전체와 기능적으로 조화하면 교합 기능(저작, 연하)도 보증한다. 하악 운동 시 협근·순설과의 생리적 접촉·접근, 음식의 흐름을 염두에 둔 'biological contour'는 안모(표정근)와 심미적으로 조화한다.

자연치의 치관 형태에는 많은 variation이 존재하고 임상에서 접하는 증례의 조건도 천차만별이지만, 조형 행위에는 일정한 기준이 필요하다. 그래서 구와타는 '치관 형태를 관찰'하고 조형의 지표를 제창했는데 그것이 조형의 지표가 되는 'three plane concept'이다(구와타, 1977).

Three plane concept에서는 치관 형태를 3개의 기준면으로 정리한다(그림 2). Three plane concept은 모든 치종에 대해 치아의 순협측, 구개·설측, 인접에 적용할 수 있다.

제1면 : 치경 기준면

Cement-enamel junction(CEJ)에서 cervical peak(치경 기준점)까지 emergence profile부이다. 치은과 직접 만나 tissue retention의 역할을 하는 제1면은 cervical peak를 적절하게 배치해 크라운과 치은연 사이에 food trap이 생기지 않도록 contour를 형성한다.

제2면 : 중앙 기준면(=contour guide line)

Cervical peak에서 중앙 기준면으로 연결하는 면. 협설측에서 관찰하면 크라운 주변에 융기한 치은에서 중앙 기준면을 잇는 직선(contour guide line)과 일치하고 협근·순설과 동시에 접근·접촉하도록 생리학적 형태를 완성한다.

제3면 : 교두(절단) 기준면

중앙 기준면에서 교두(절단) 기준점을 연결하는 면이고 기능적·역학적 요소를 지배한다.

교합면

교두 내사면의 각도(전개각)는 posterior guidance와 anterior guidance의 관계로 결정되고 저작 기능을 효율적으로 높일 수 있는 형태를 부여한다.

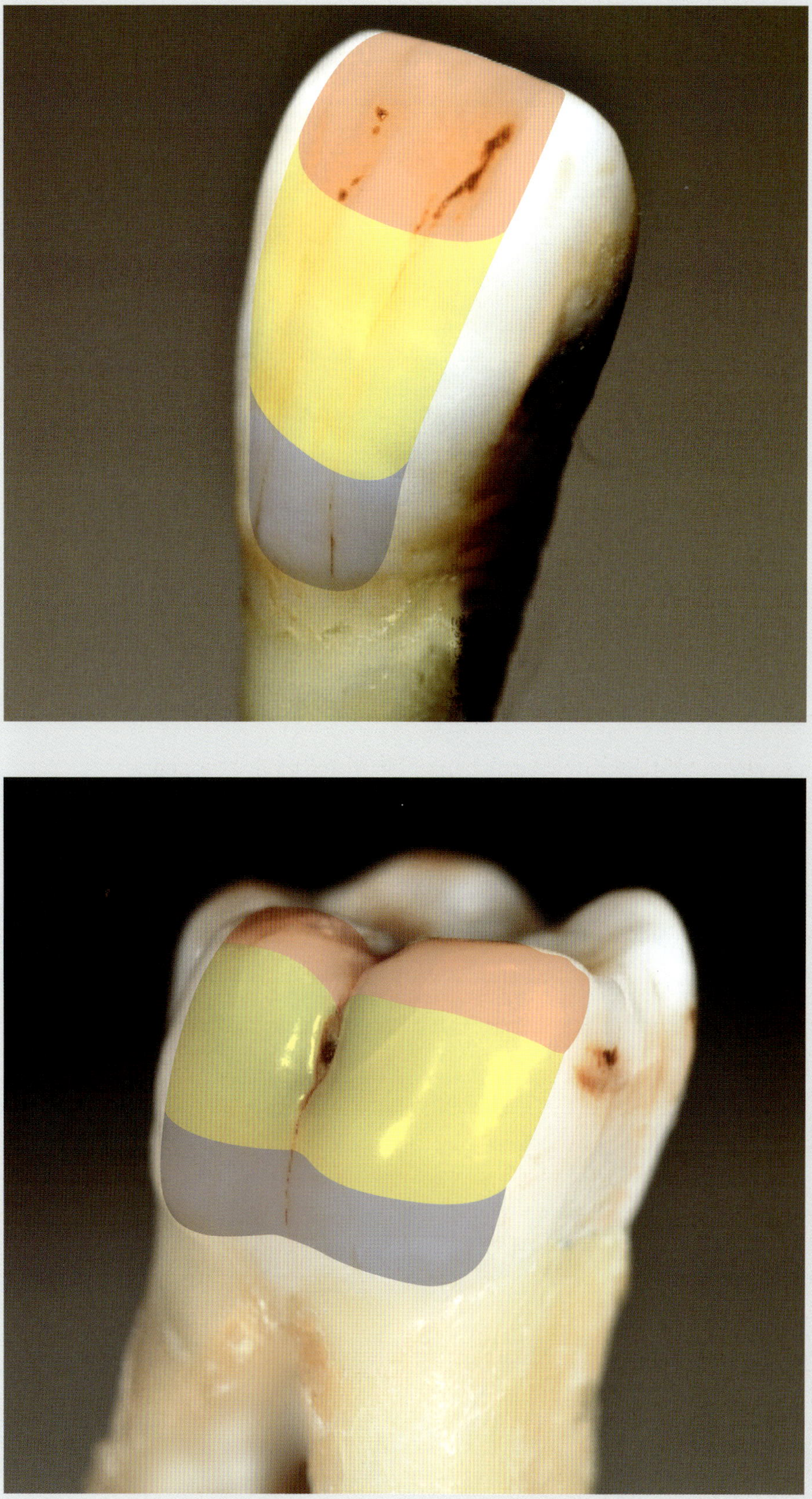

■ 제1면 : 치경 기준면

■ 제2면 : 중앙 기준면

■ 제3면 : 교두(절단) 기준면

Three plane은 치관
전체 둘레에 존재한다

그림 2. Three plane concept.

3면 형성

지대치는 치아 외형과 비슷하게 형성하는 것이 역학적으로 보았을 때 가장 합리적이라고 생각한다. Three plane concept에서 중앙 기준면과 교두(절단) 기준면은 치관부의 대부분을 차지하므로 반드시 이 면과 비슷하게 형성해야 한다.

또한 교합이 치아의 장축 방향으로 가해졌을 때에 크라운이 높은 지지력을 갖고 저항할 수 있도록 역학적 관점에서 치아의 장축 방향은 가장 중요한 핵심이며 이 방향으로 크라운의 착탈 방향을 맞추는 것이 타당하다고 생각한다. 구조역학적, 생물학적 및 심미적으로 치아의 장축 방향을 지대치 형성의 제1면에 설계하는 것이 합리적이다.

보통 치아의 장축 방향은 중앙 기준면과 다른 각도를 이루므로 지대치 형성의 제2면은 중앙 기준면과 평행하게, 제3면은 교두(절단) 기준면에 준해 형성한다.

지대치를 형성할 때에 전치·구치의 순협측, 구개·설측은 기본적으로 3면 형성한다(그림 3-1, 3-2).

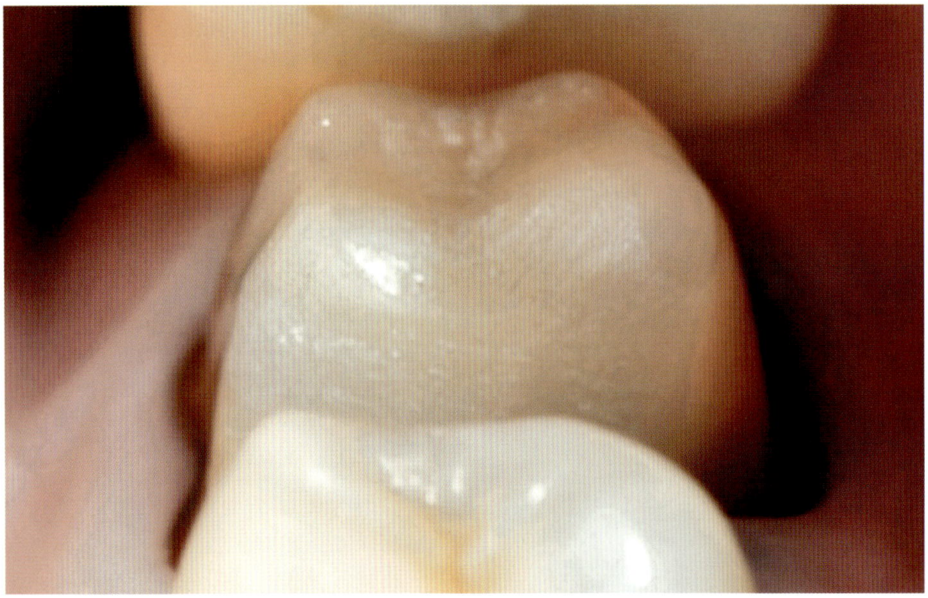

그림 3-1. 3면 형성된 구치.

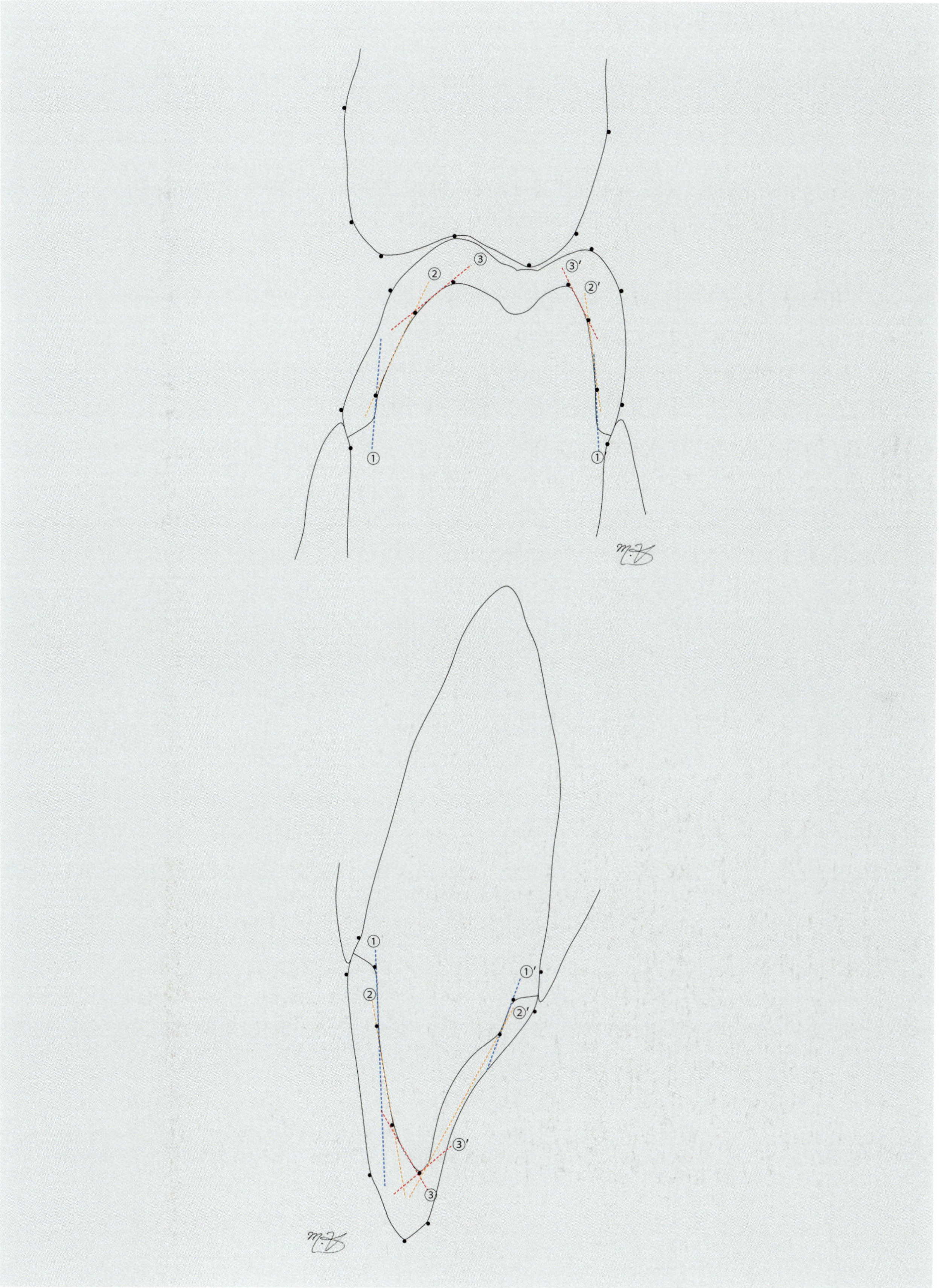

그림 3-2. 3면 형성.

Emergence Profile

Emergence profile은 Stein과 Kuwata가 제창한 개념(Stein, 1977)이고 '연조직에서 경조직으로 "출현한 부분"의 치아와 수복 장치의 형태'를 가리킨다.

더 상세하게 말하면 '치아가 연조직에서 출현하기 직전의 부착상피, 치은구 주변에서 출현한 치은구를 지나 cervical peak 부근까지를 포함하는, 치아와 연조직의 이행 부분'이며, '치아의 360° 영역에 걸쳐 다른 형태·각도로 존재한다'고 정의되고 있다.

이것은 해부학적 용어가 아니라 보철치료 시 필요한 형태에 관한 개념이며 Stein과 구와타가 자연치와 치은의 형태를 관찰해서 탄생한 개념이다.

360° emergence profile에서 중요한 구성 요소는 아래와 같다(그림 4)

① 인접면의 contact 하방의 concave area(함몰 형태)

② 협설측면의 convex area(융기 형태)

③ Transitional line angle부의 straight area(평평한 면)

특히 ③은 ①, ②를 잇는 영역이고 이 곳의 형태는 염증을 조절하는 데 중요한 역할을 하므로 특히 중요하다.

Emergence profile부에는 재료의 경계가 오지 않도록 수복물을 디자인하고 활택하게 마무리한다.

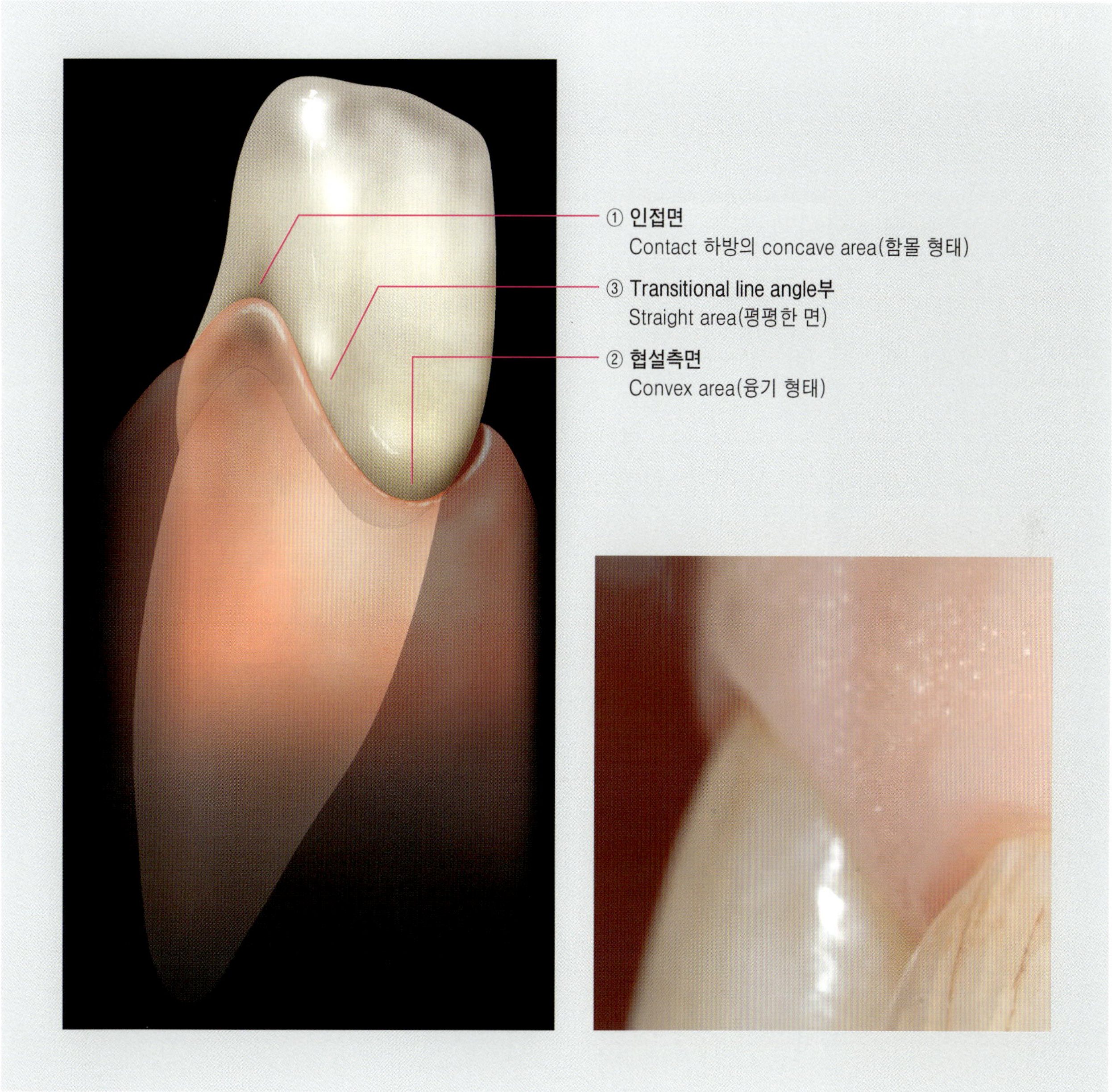

그림 4. Emergence profile.

Tissue Retention

1970년경 Stein은 전치의 지대치 형태를 표현한 그림에서 수복물의 순측면, 설측면, 치은연하부의 기능적 요건에 대해 서술하고 있다(그림 5-1). 치은연하부의 기능적 요건을 'tissue retention'이라 부른다. 즉 수복 장치와 치은이 접촉하는 곳은 치은의 재생, 성장을 방해하지 않고 치은의 형태를 유지(tissue retention)할 수 있도록 수복물의 형태를 부여해야 한다.

마진을 치은연하에 설정하면 유리치은은 원래 있던 지지를 상실한다. 수복 장치의 치은연하부에 적절한 형태와 활택한 연마면을 회복하면 유리치은은 원래 가지고 있던 건강한 상태를 유지하고 자연스러운 심미를 획득할 수 있다(그림 5-2).

Provisional restoration상에서 치은연하부의 풍융을 재조정하는 것은 tissue retention에 대한 조절이며 중요한 처치 중에 하나이다.

치은연하부의 지대치 형성은 수복물이 적절한 tissue retention을 발휘할 수 있도록 최적의 삭제량과 형태를 표현해야 한다. 아울러 적절한 emergence profile을 획득할 수 있는 형성량과 면형성이 가능해야 한다.

수복물의 치은연하의 풍융 형태를 'subgingival contour'라고 한다. Subgingival contour는 적절한 emergence profile을 부여해 tissue retention을 발휘하게 하고 주위 조직에 대해 위해성이 없고 청소성이 높고 심미적인 형태가 되어야 한다.

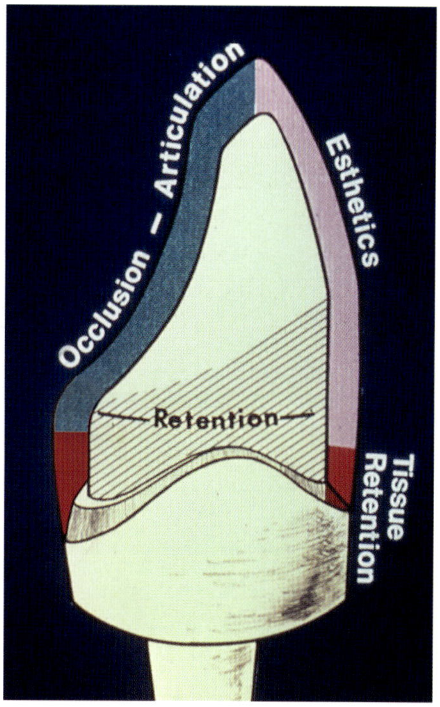

그림 5-1. Stein이 제창한 전치 지대치 형태의 기능적 요건(L. Miller의 그림을 수정).
■ : 치은연하에 지대치의 마진을 설정하는 경우에는 치은과 치은구를 보존하는 것이 중요하다. 적절한 emergence profile은 치은(tissue)의 건전한 형태를 유지(retention)하고 치은의 건강을 보증한다. 치아가 유리치은을 누르지 않고, 떨어지지 않고, 활택한 면으로 접촉하면 치은이 치면을 추종하고 건강한 치은의 창조(재생)를 촉진한다.
■ : 전치 구개측면은 anterior guidance(키잡이의 역할)를 담당하는 곳이고 전치부의 교합면이라 할 수 있다. 교합 접촉부는 단일 재료로 형성하고 활택하게 마무리한다.
■ : 수복 방법에 따라(재료의 구성상) 지대치 형성량이 달라질 수 있는데 심미적 및 생물학적 크라운 contour를 부여하는 데 critical한 요건이 될 수 있다.

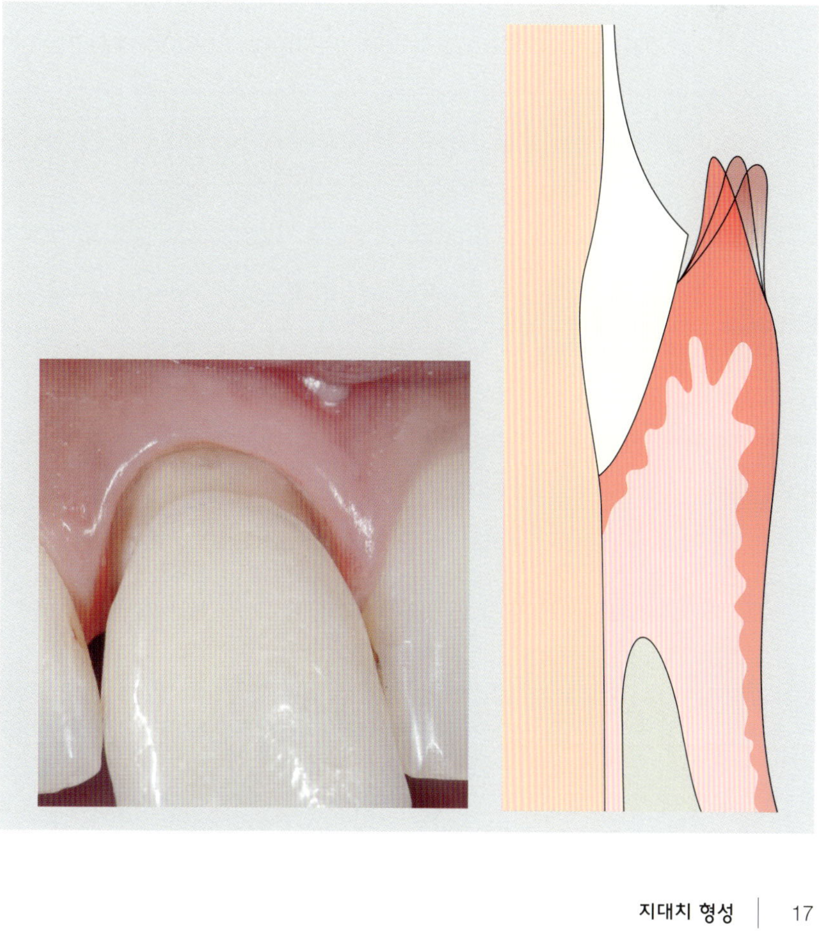

그림 5-2. Tissue retention.
적절한 subgingival contour를 provisional 크라운에 부여하면 염증이 없는 tissue retention과 유리치은을 얻을 수 있다(좌측). 마진을 치은연하에 설정하면 지금까지 있었던 tissue retention은 소실된다(우측).

생물학적 폭경

생물학적 폭경(biologic width)이란 건강한 치은 또는 치주치료를 종료한 치주조직은 최소의 결합조직부착 폭과 상피부착 폭을 갖는다는 개념이다. 원래는 둘의 합계를 의미했는데(Ingber, 1977), 수복학적 관점에서 여기에 치은구의 값을 더해 total biologic width라고 부르게 되었다(Nevins, 1984).

Gargiulo(1961)는 30구의 사체에서 287개의 치아를 계측해 평균값을 구하고 치은구의 깊이 0.69mm, 상피부착 0.97mm, 결합조직부착 1.07mm를 발표했다. 또한 Vacek(1994)은 171구의 사체에서 치아를 계측하고 치은구의 깊이 1.34mm, 상피부착 1.14mm, 결합조직부착 0.77mm라고 보고했다(Padbury, 2003; 그림 6).

위의 내용을 정리해 보면 생물학적 폭경에 관한 임상적 기준은 치은구(협측, 순측) 1mm(다만 인접면부는 1~3mm; van der Velden, 1982), 상피부착 1mm, 결합조직부착 1mm가 된다.

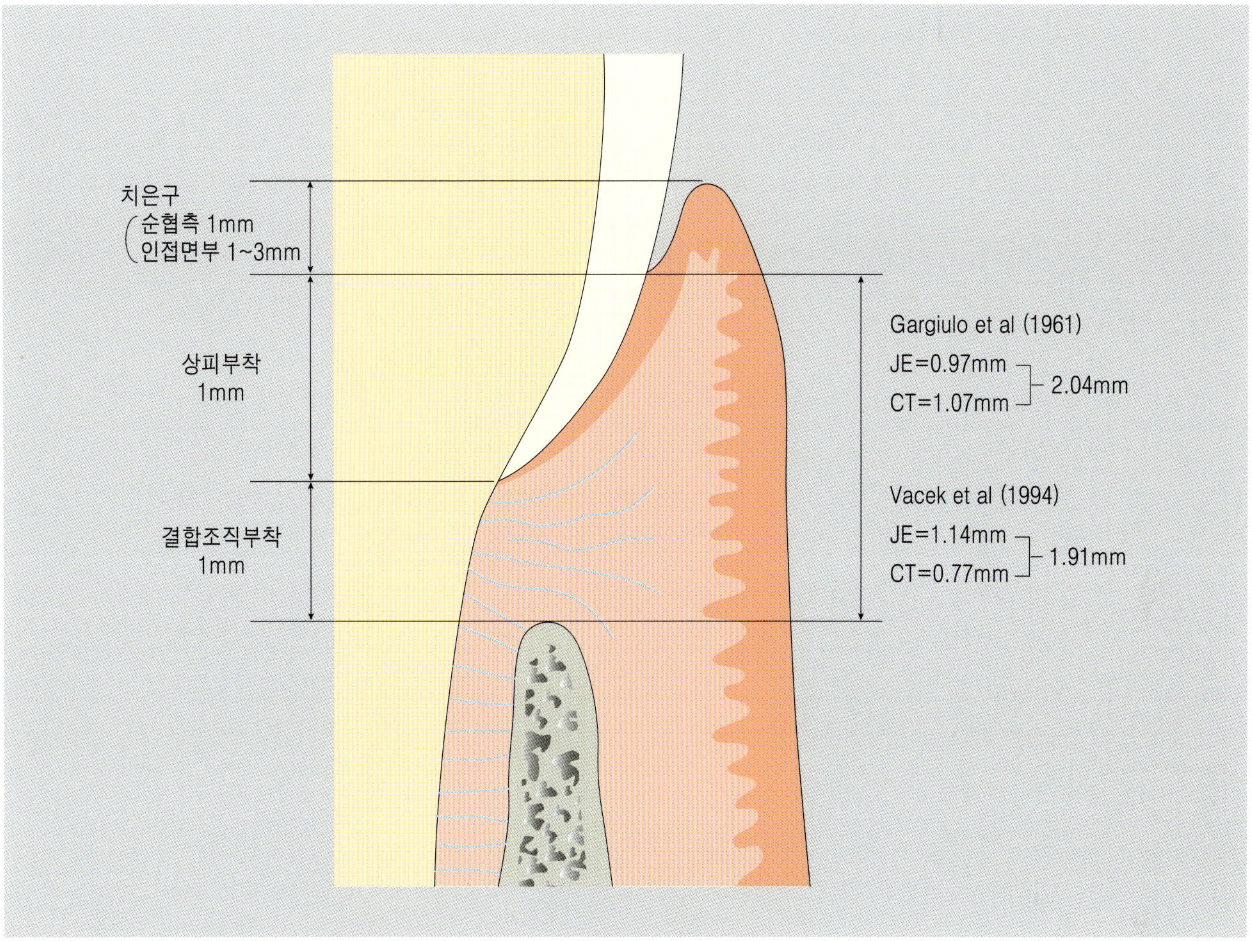

그림 6. 생물학적 폭경(Padbury, 2003)[9].
Gargiulo(1961)와 Vacek(1994)가 계측한 생물학적 폭경의 값을 참고하면 임상적인 기준값은 상피부착 1mm, 결합조직부착 1mm가 된다. 여기에 임상적 치근구의 깊이(순협측 1mm, 인접면부 3mm)를 더해 생물학적 폭경이라고 부른다.

마진의 위치

1) 마진은 치은연상·치은연하 어디에 설정할까?

마진의 위치는 건강한 치주조직 또는 치주치료를 종료한 치은에 존재하는 최소 생물학적 폭경의 상피부착부를 넘지 않는다가 기본 요건이며 치은구저보다 치관부에 설정해야 한다. 임상에서는 치은구의 깊이에서 압배사의 직경을 뺀 위치보다 더 치관 방향에 설정한다.

우식의 위치, 유지력의 구조역학적 조건, 심미적 조건을 만족한다면 마진을 치은연상에 설정하는 것이 치수 보호의 생물학적 관점, plaque retention의 관점, 기술적 관점에서도 바람직하다.

치은구저의 위치를 계측하기 위한 지표는 치은구저와 거의 유사한 유리치은의 scallop 형태를 참고한다. 마진을 치은연하에 설정하는 경우에는 finish line이 유리치은의 scallop을 따라야 한다(그림 7-1, 7-2). 협설측에서 관찰하면 중앙부를 향해 치근측으로 원을 그리고 인접면으로 갈수록 scallop 형태를 따라 우각부에서 인접면 치간 중앙부를 향해 원을 그리듯이 올라간다.

특히 우각부에서 인접면을 잇는 scallop 형태를 따라 지대치를 형성하기가 기술적으로 어렵다. 최근에는 black triangle을 봉쇄하는 경향이 있어 이 부위를 직선적으로 깊게 형성하기 쉬운데 자제했으면 한다. 인접면부는 심미 영역에서 떨어져 있으므로 차라리 마진을 치은연상에 설정해도 좋은 증례가 있다. 인접면에서 마진을 치은연상에 설정하는 이유는 생물학적 폭경을 침습하지 않기 위해서와, 치간부는 착각화를 보이며 염증이 잘 발생하므로 그것을 피하기 위해서이다. 만약 생물학적 폭경을 침습하면 생체는 생물학적 폭경을 유지하려고 반응하고 인접면 치간 중앙부 직하의 골이 col 상태가 되어 청소 환경이 떨어지고 염증이 악화될 것이다.

또한 마진을 치은연하 깊게 설정하면 치근은 concave 형태가 되고 마진부가 힘을 수용할 수 있도록 충분히 형성하려면 치질을 다량으로 삭제할 수밖에 없어 생활치는 수각부 부근에서 치수가 노출하는 위험에 처한다. 반대로 형성이 부족하면 마진부가 힘을 수용하는 역할을 하지 못해 PFM관의 경우 세라믹이 파절하는 원인이 될 수 있다. 기능을 희생한 심미는 새로운 질환의 싹이 될 수 있음을 술자는 인식해야 한다.

치은연상 부근에 마진을 설정하면 기술적으로 간단하고 앞에 소개한 우발사고를 미연에 방지할 수 있다. 수복물의 적합 정밀도도 확인하기가 쉽고 확실하게 시멘팅할 수 있어 결과적으로 plaque retention이 적은 수복물을 장착할 수 있다. Provisional restoration으로 인접치를 꼼꼼하게 점검하고 마진을 최적의 위치에 설정하길 바란다.

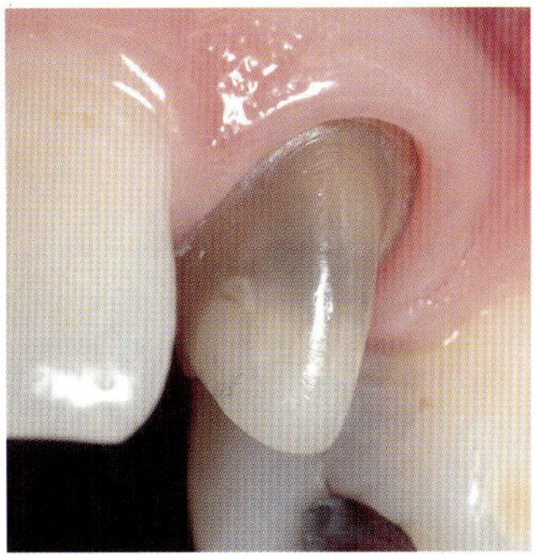

그림 7-1. 건강한 치은의 유리치은연은 치은구저부의 형태와 거의 유사하므로 마진 위치의 지표로 삼을 수 있다. 인접면부가 깊어지지 않도록 주의한다.

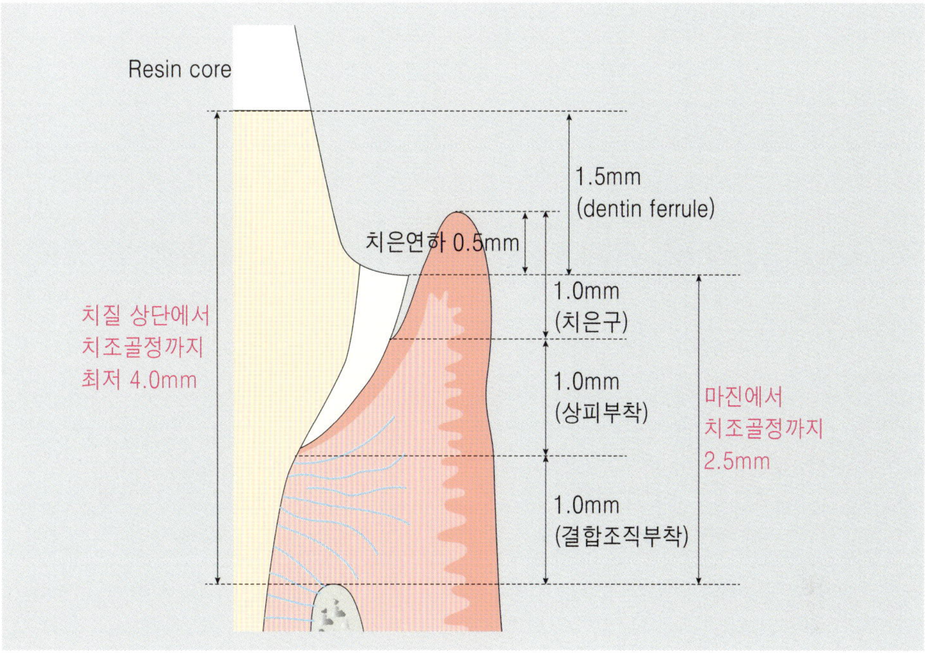

그림 7-2. 치은연하에 마진을 설정하는 경우 임상적 기준.

2) 치은연하에 마진을 설정하는 경우에 주의할 점(그림 7-1, 7-2)

Nevins(1984)는 마진을 치은연하 0.5~1mm에 설정해야 한다고 했고, Block(1987)은 병리조직학적으로 치은구의 깊이는 0.5mm보다 깊지만 치은구저를 임상에서 구별하기가 곤란하므로 마진은 치은연하 0.5mm를 넘지 말아야 한다고 했다. 또한 Gargiulo(1961)는 치은구의 평균 깊이는 0.69mm라고 했다.

임상적인 치은구의 깊이를 1mm로 보고 치은연하에 마진을 설정한다고 하면 평소 치은압배에 사용하는 3-0 봉합사의 직경이 약 0.3mm이므로 치은연하에 들어갈 부분은 0.7mm 이하이다.

위의 내용을 정리하면 치은연하에 마진을 설정하는 경우 치은연하 0.5mm에 설정하면 안전하다고 생각한다.

또한 필요최소한의 dentin ferrule(마진에서 치질까지 높이)은 1.5mm라고 하므로(Libman, 1995), 1mm의 치은구를 갖는 치아에 대해 치은연하 0.5mm에 마진을 설정했을 때 아래와 같이 말할 수 있다.

치조골정에서 치질 상단까지 높이는 최소 4mm(Parma-Benfenati, 1986)가 필요하다. 치조골정에서 마진까지는 최소 2.5mm이고 이때 기둥 역할을 하는 치질의 높이는 치은구저에서 2mm이다. 외과적 치관길이증대술을 진행할 때 기준도 된다.

치조골정에서 3mm 이상 떨어진 위치에 마진을 설정해야 한다는 논문도 있는데(Ingber, 1977), 그렇게 하면 마진이 치은연상에 올 수도 있으므로 치은연하에 설정한다는 조건에 맞지 않는다.

치아의 장축 방향

여기서는 지대치 형성에 특히 중요하다고 생각하는 '치아의 장축 방향', 즉 치아의 협설적 경사에 대해 고찰해 보자. 치아의 장축 방향이 지대치 형성 시 제1면의 기준 방향이다.

치아의 장축 방향에 관한 데이터는 1963년에 Dempster가 11개의 두개골에서 치근의 경사를 계측한 데이터(그림 8-1)와, 1969년에 Kraus가 "Dental Anatomy and Occlusion"에 보고한 데이터가 있다. 둘의 데이터는 차이가 있지만 대체로 근사값이다(표 1 : Kraus는 상악 제1소구치의 협측근, 상악 대구치의 구개근, 하악 대구치의 근심근 데이터만 제시하므로 그 부위에 대해서는 같은 치근의 값으로 비교하고 있다). 각도는 모두 수직선에 대한 값이고 플러스는 외측(순협측)으로, 마이너스는 내측(구개측·설측)으로 경사져 있음을 나타낸다.

1) 상악 치아의 장축 방향

Dempster의 데이터를 인용하면 상악 중절치, 측절치의 장축은 수직선에 대해 29°의 경사를 이루고 전체 치아 중에 가장 큰 값을 보인다(그림 8-2). 견치는 약 20°이다. 근원심적 경사는, 중절치와 견치는 수직선에 거의 평행하지만, 측절치의 치근은 근심으로 경사져 있다. 그래서 심미적 gingival scallop의 형태 재현의 어려움과 우각부의 치수 노출의 위험이 있어 측절치의 형성을 더 어렵게 만든다.

상악 소구치의 장축 경사 각도는 약 10°이고 근원심적으로 치근이 원심으로 기울고 교합평면에 대해 거의 직각을 이룬다.

상악 대구치는 제1대구치의 협측원심근을 제외하고 치근이 구개측으로 경사져 있고 15°를 넘지 않는다. Dempster는 상악 제1대구치 구개근 13°, 상악 제2대구치 구개근 10.7°, Kraus는 상악 제1대구치 구개근 8°, 상악 제2대구치 구개근 10°라고 한다.

2) 하악 치아의 장축 방향

하악 전치에서는 장축의 경사 각도가 작아지는데 Dempster가 계측한 것을 인용하면 상악 중절치 19.3°, 측절치 21.2°, 견치 14.6°이다.

전치부에서 제1소구치까지는 외측(순협측)으로 경사져 있는데, 하악 제2소구치에서 후방은 설측으로 경사져 있고 후방 치아로 갈수록 경사가 심하다. 하악 소구치는 상악 소구치에 호응하듯이 대항하고 교합평면에 거의 직각이다. 하악 제2소구치 후방에 있는 대구치가 내측 경사하는 방향은 내측익돌근의 주행과 일치한다고 Dawson(2007)은 서술하고 있다. Dempster는 하악 제1대구치 근심근은 −12.8°, 제2대구치 근심근은 −25.4°이고, Kraus는 하악 제1, 2대구치의 근심근은 −20°라고 했다(그림 8-3). 근원심적으로 하악 제2소구

표 1. 수직선에 대한 치아 장축의 경사 각도(Dempster, 1963; Kraus, 1969)[14,15]

Dempster	1	2	3	4	5	6	7
상악	29°	29°	20.6°	9.6°	8.6°	13° (구개근)	10.7° (구개근)
하악	19.3°	21.2°	14.6°	9.8°	−10.1°	−12.8° (근심근)	−25.4° (근심근)
Kraus	**1**	**2**	**3**	**4**	**5**	**6**	**7**
상악	28°	26°	16°	5°	6°	8°	10°
하악	22°	23°	12°	9°	−9°	−20°	−20°

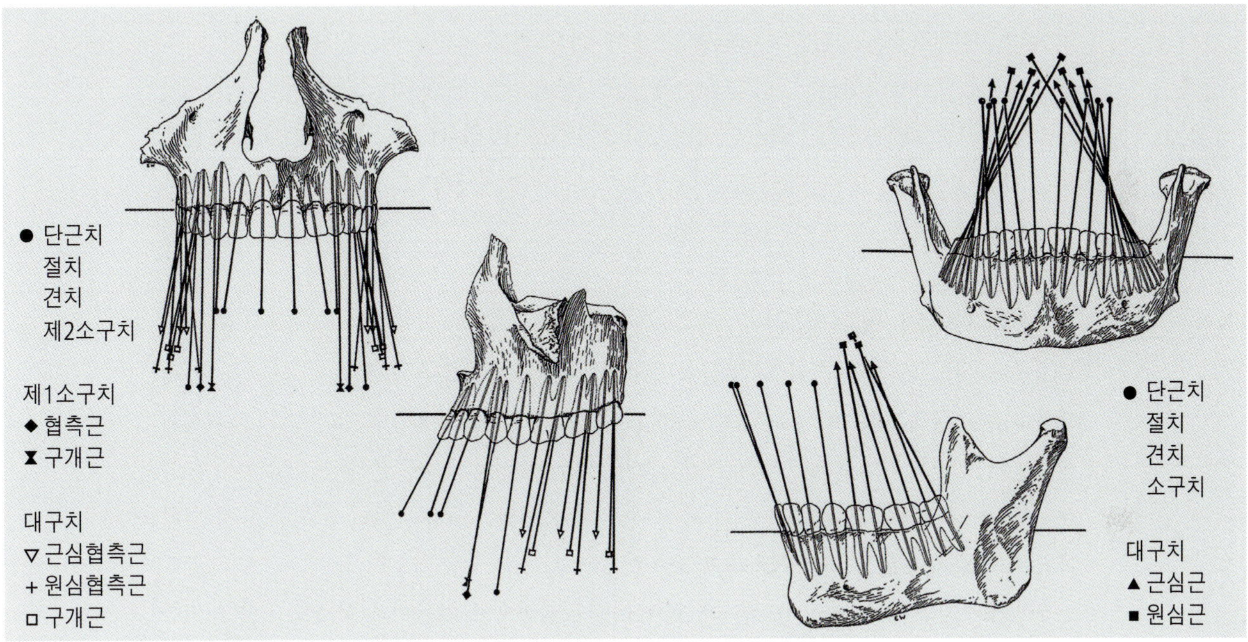

그림 8-1. 치아의 장축 방향(Dempster, 1963).[14]

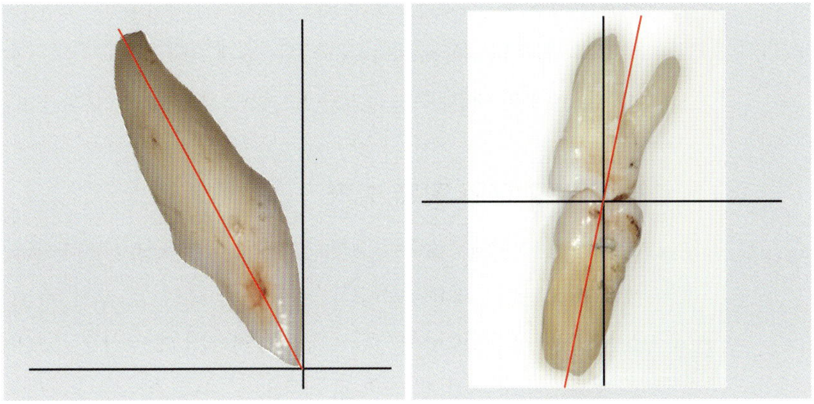

그림 8-2, 8-3. 상악 중절치, 상하악 제1대구치에서 치아의 장축 방향.
수직선에 대해 상악 중절치의 장축은 29°(약 30°), 상하악 제1대구치의 장축은 13°(약 15°)의 각도를 이룬다.

치 후방에 있는 치아는 치근이 원심으로 경사져 있다. 본서에서는 Dempster의 값을 채용하고 치아 장축 방향의 각도로 이용한다.

참고문헌

1) 桑田正博 . 金属焼付ポーセレンの理論と実際 . 医歯薬出版 , 1977.

2) 桑田正博 . カラーアトラス　セラモメタルテクノロジー 1. 医歯薬出版 , 1982.

3) Stein RS, Kuwata M. A dentist and a dental technologist analyze current ceramo-metal procedures. *Dent Clin North Am.* 1977; **21**(4): 729-749.

4) 西川義昌, 桑田正博 編著 . 歯界展望別冊／Single crown provisional restorations—天然歯形態の観察から始まる修復治療—. 医歯薬出版 , 2010.

5) Ingber JS, Rose LF, Coslet JG. The "biologic width" — a concept in periodontics and restorative dentistry. *Alpha Omegan.* 1977; **70**(3): 62-65.

6) Nevins M, Skurow HM. The intracrevicular restorative margin, the biologic width, and the maintenance of the gingival margin. *Int J Periodontics Restorative Dent.* 1984; **4**(3): 30-49.

7) Gargiulo AW, Wentz FM, Orban B. Dimensions and relations of the dentogingival junction in humans. *J Periodontol.* 1961; **32**: 261-267.

8) Vacek JS, Gher ME, Assad DA, Richardson AC, Giambarresi LI. The dimensions of the human dentogingival junction. *Int J Periodontics Restorative Dent.* 1994; **14**(2): 154-165.

9) Padbury A Jr, Eber R, Wang HL. Interactions between the gingiva and the margin of restorations. *J Clin Periodontol.* 2003; **30**(5): 379-385.

10) van der Velden U. Regeneration of the interdental soft tissues following denudation procedures. *J Clin Periodontol.* 1982; **9**(6): 455-459.

11) Block PL. Restorative margins and periodontal health: a new look at an old perspective. *J Prosthet Dent.* 1987; **57**(6): 683-689.

12) Libman WJ, Nicholls JI. Load fatigue of teeth restored with cast posts and cores and complete crowns. *Int J Prosthodont.* 1995; **8**(2): 155-161.

13) Parma-Benfenati S, Ferreira PA, Fugazzotto PA, Calura G, Berdichevsky M, Ruben MP. Progressive systemic sclerosis (scleroderma): oral-mucosal changes. *Gen Dent.* 1986; **34**(2): 107-112.

14) Dempster WT, Adams WJ, Duddles RA. Arrangement in the jaws of the roots of the teeth. *J Am Dent Assoc.* 1963; **67**: 779-797.

15) Kraus BS, Jordan RE, Abrams L. Dental anatomy and occlusion. Williams & Wilkins, 1969; 223-228.

16) Dawson PE. Functional occlusion: From TMJ to smile design. CV Mosby, 2007.

Chapter 2

치아 데이터를 꼭 기억하자

이번에는 지대치를 형성할 때에 참고할 만한 다양한 값을 제시한다. 이 값을 기억해 임상에 활용하면 안전하고 확실하게 지대치 형성할 수 있을 것이다.

치아의 장축 방향

제1장에서는 지대치를 형성할 때에 치아의 장축 방향(수직선에 대한 치아의 협설적 경사)을 정확히 인식하는 것이 중요하다고 서술했다.

지대치 형성의 제1면은 치아의 장축 방향을 기준으로 설정하고, 제2면은 three plane concept의 중앙 기준면을, 제3면은 절단(교두) 기준면을 참고로 설정한다. 제1면, 제2면, 제3면의 각도를 정확하게 파악하는 것이 치질의 과잉 삭제를 회피하고 구조역학적으로 유리한 지대치 형태로 이어진다.

앞에 언급했듯이 치아의 장축 방향의 각도는 Dempster(1963)가 보고한 값을 채용한다. 이 값은 외우기가 어렵고 임상에서 적용하기가 곤란하므로 5° 단위로 정리해 사용한다(표 1).

표 1. 수직선에 대한 치아 장축 방향의 임상 기준(Dempster 1963의 값을 5° 단위로 자름)

치종	1	2	3	4	5	6	7
상악	30°	30°	20°	10° (협측근)	10°	15° (구개근)	10° (구개근)
하악	20°	20°	15°	10°	− 10°	− 15° (근심근)	− 20° (근심근)

*플러스는 바깥쪽(순협측)으로, 마이너스는 안쪽(구개측 · 설측)으로의 경사를 나타낸다

지대치 형성에서 제1면, 제2면, 제3면의 각도

니시카와와 구와타는 각 치종 10개 전후의 발거치를 선택해 인접면 방향에서 촬영한 영상을 PC에 연결해 치아의 장축에 대한 중앙 기준면, 절단(교두) 기준면의 각도를 계측했다(표 2). 거기에서 수직선에 대한 평균 각도를 산출했다. 이 작업을 통해 지대치 형성시 제1면, 제2면, 제3면 각도의 임상 기준을 얻을 수 있었다. 표 3의 값을 정확하게 이해하고 CT 영상으로 경사의 이미지를 머리에 기억해 지대치 형성에 활용하기를 바란다.

표 2. 치아의 장축에 대한 중앙 기준면, 절단(교두) 기준면의 각도(발거치를 계측한 평균치)

치종	치아의 장축에 대한 각도			
	순협측 중앙 기준면	협측 절단(교두) 기준면	구개·설측 중앙 기준면	구개·설측 절단(교두) 기준면
상악 중절치	17.5°	32.9°		
상악 견치	12.8°	28.6°		
상악 소구치	12.9°	32.8°	0.99°	20.6°
상악 대구치	14.2°	38.5°	16.6°	46.0°
하악 소구치	24.2°	46.2°	2.7°	18.4°
하악 대구치	21.9°	51.0°	16.8°	48.1°

표 3. 수직선에 대한 지대치 형성의 제1면, 제2면, 제3면의 임상적 기준

치종	장축 방향	순협측		구개·설측	
	(제1면)	제2면	제3면	제2면	제3면
상악 절치	30°	10°	약간 내측		
상악 견치	20°	10°	−10°		
상악 소구치	10°	약간 내측	−20°	10°	30°
상악 제1대구치	15°	0°	−25°	30°	60°
상악 제2대구치	10°	−5°	−30°	25°	55°
하악 절치	20°				
하악 견치	15°				
하악 제1소구치	10°	−15°	−35°	−5°	30°
하악 제2소구치	−10°	−35°	−55°	−10°	10°
하악 제1대구치	−15°	−35°	−65°	5°	35°
하악 제2대구치	−20°	−40°	−70°	0°	30°

*플러스는 바깥쪽(순협측)으로, 마이너스는 안쪽(구개측·설측)으로의 경사를 나타낸다

치아의 수직선

치아의 수직선이란 안면 정중선(midline)을 말한다(그림 1). 그것이 치아의 정중과 일치하고 절단평면(incisal edge)이 정중선과 직교했을 때 심미적 관점에서 아름답다.

또한 orbitale와 porion을 연결한 선이 이루는 면인 frankfort plane은 수평면과 거의 일치한다. 동공선, 눈썹을 연결한 선, 구순선 등의 수평 기준선이 치아의 수직선에 해당하는 안면 정중선과 직교하는 것, 이것이 가장 아름다운 안모의 기본요건이다. 아울러 양측 외이도 하연을 연결한 camper plane은 교합평면과 거의 평행하고 frankfort plane과 평균 12°의 각도를 이룬다.

우리들은 지대치를 형성할 때 무의식 중에 안면 정중선(치아의 수직선)을 형성의 기준선으로 사용한다. 또한 여기에 직교하는 수평 기준선도 수평선을 보조하는 요소로 사용하고 있다. 따라서 치아의 수직선을 지대치 형성의 기준선으로 사용하는 것은 이치에 맞고 임상적이라고 생각한다.

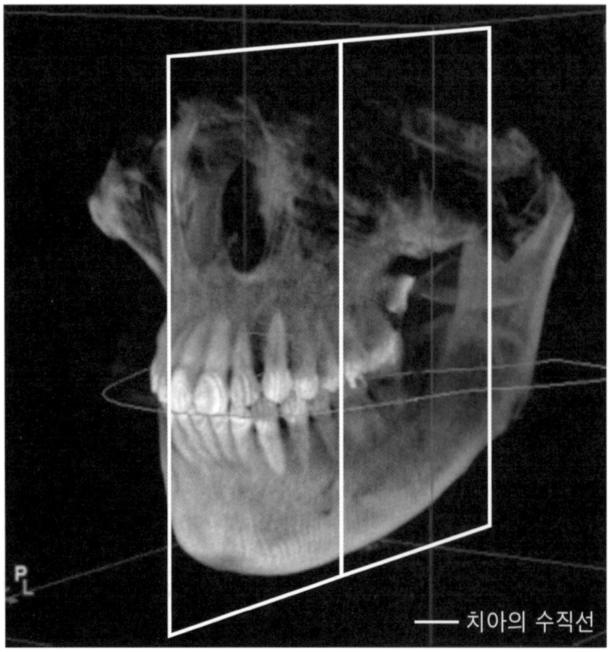

그림 1. 치아의 수직선.

CT상에서 찾은 치아의 장축 방향과 기준면의 경사

치아의 장축 방향과 기준면의 각도라고 하지만, 아무 준비 없이 환자의 구강 내에서 그 경사를 파악하기는 힘들다. 그래서 이토의 구강 내를 CT 촬영하고 각 치종의 시상단면상에 치아의 장축 방향, 중앙 기준면, 절단(교두) 기준면을 기록했다. 이 사진에서 각도의 이미지를 찾아보자.

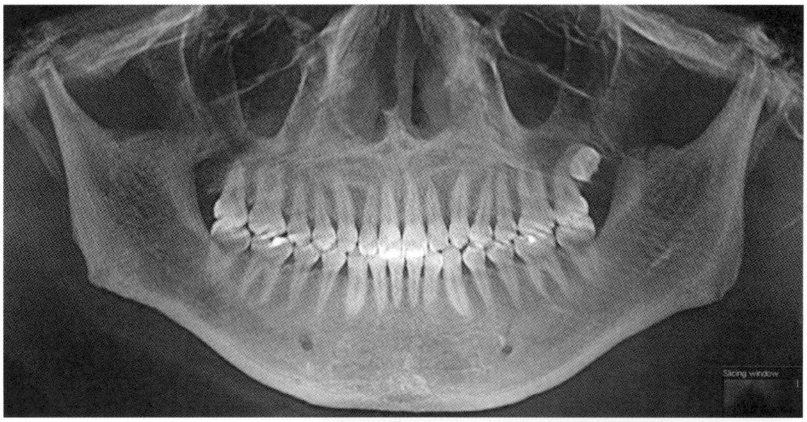

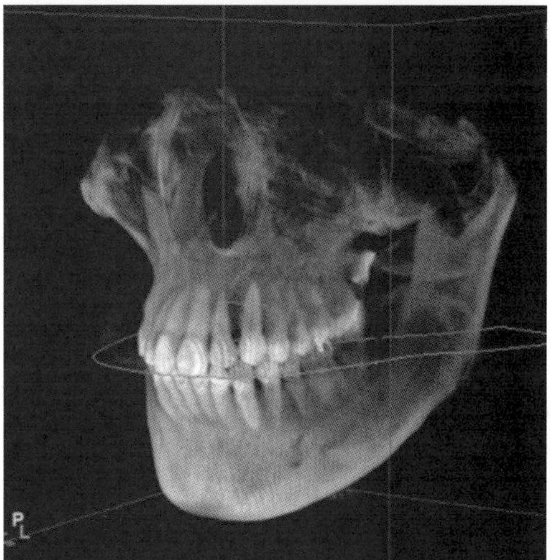

이토의 구강내. 파노라마 X선 사진과 CT는 GALILEOS(Sirona)로 촬영

상악 중절치

장축 방향 : 수직선에서 약 30° 경사
중앙 기준면 : 수직선에서 약 10° 경사
절단 기준면 : 수직선에서 내측 경사

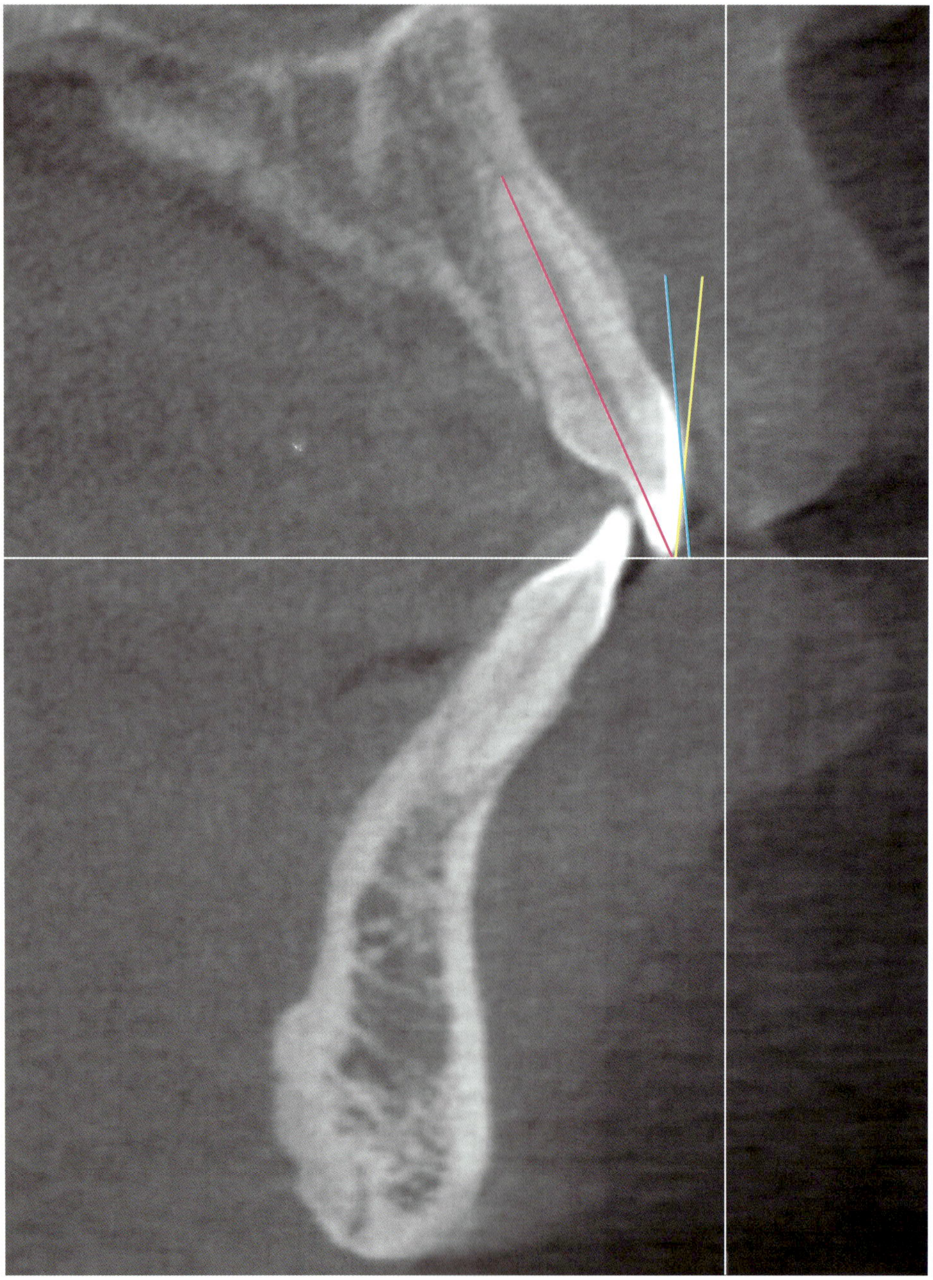

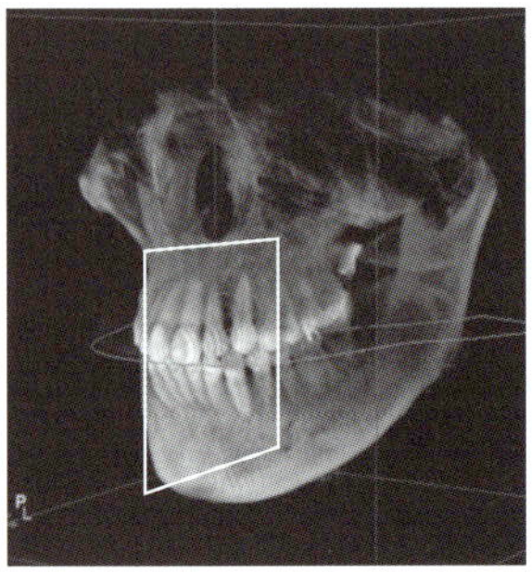

상악 견치

장축 방향 : 수직선에서 약 20° 경사
중앙 기준면 : 수직선에서 약 10° 경사
절단 기준면 : 수직선에서 약 10° 내측 경사

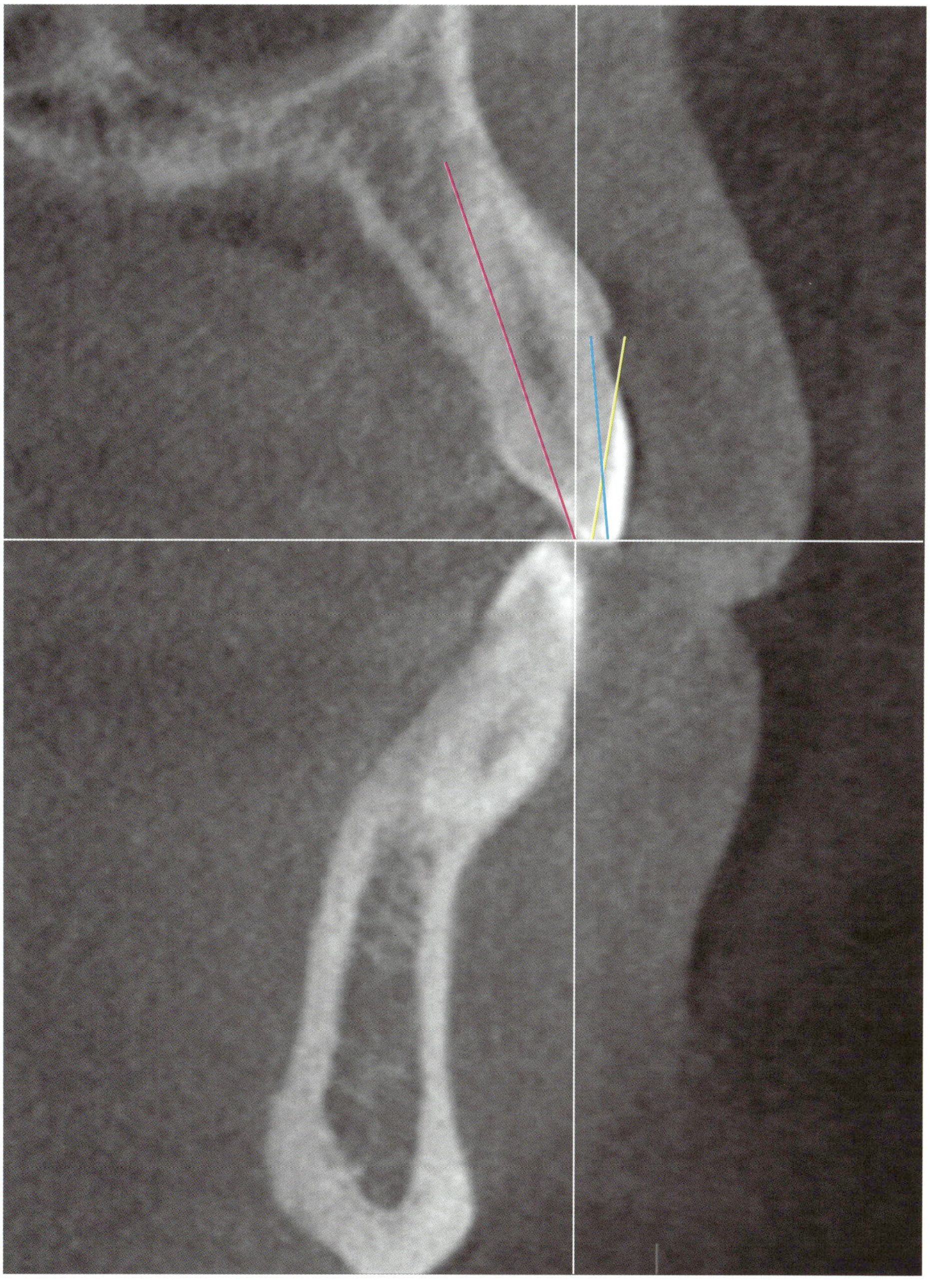

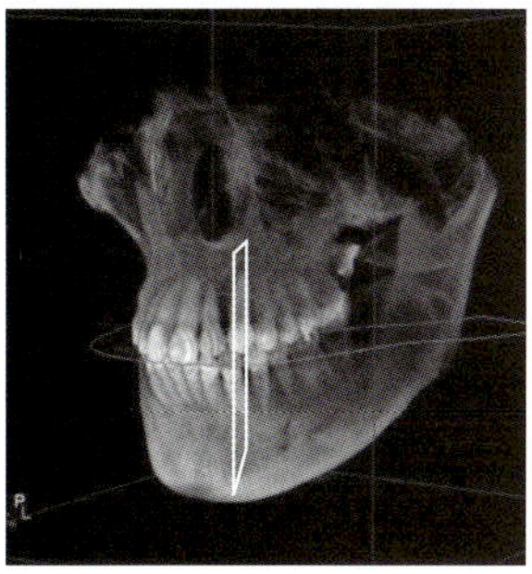

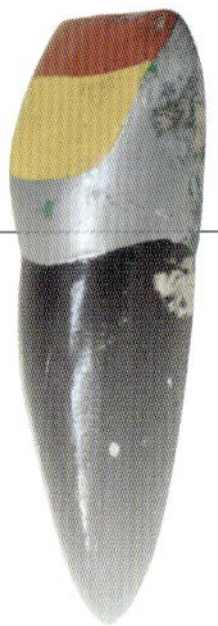

상악 소구치

구개측

---- 중앙 기준면 : 수직선에서 약 10° 경사
(장축 방향과 거의 평행)
---- 교두 기준면 : 수직선에서 약 30° 경사

협측

— 장축 방향 : 수직선에서 약 10° 경사
— 중앙 기준면 : 수직선의 내측 경사
— 교두 기준면 : 수직선에서 약 20° 내측 경사

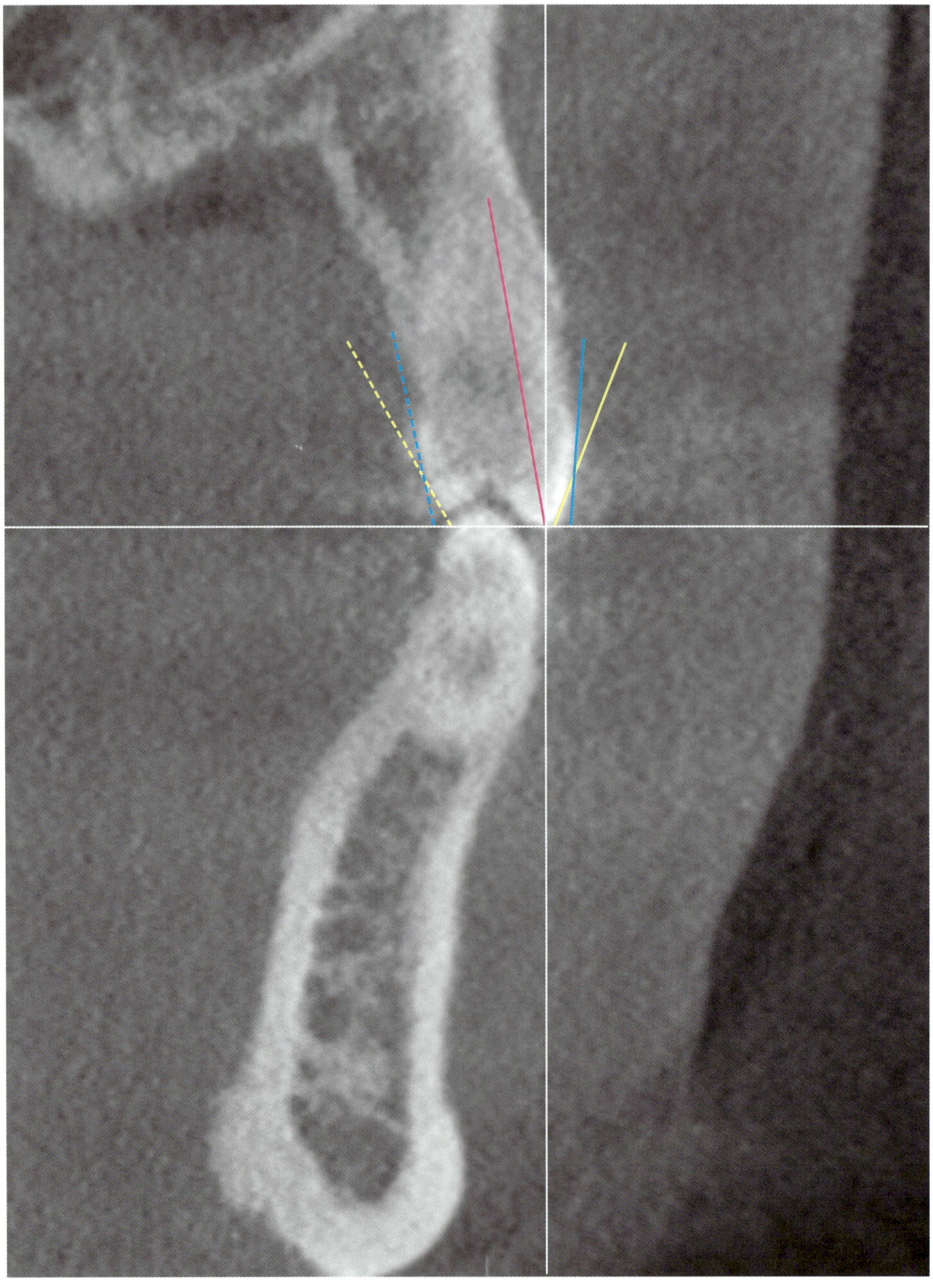

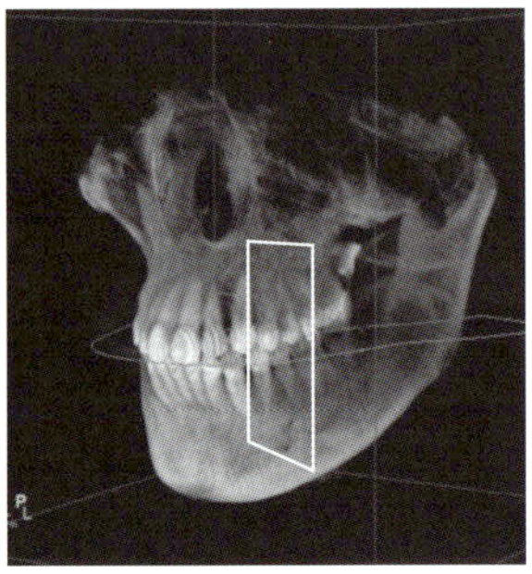

상악 제1대구치

구개측

---- 중앙 기준면 : 수직선에서 약 30° 경사
---- 교두 기준면 : 수직선에서 약 60° 경사

협측

— 장축 방향 : 수직선에서 약 15° 경사
— 중앙 기준면 : 수직선과 거의 평행
— 교두 기준면 : 수직선에서 약 25° 내측 경사

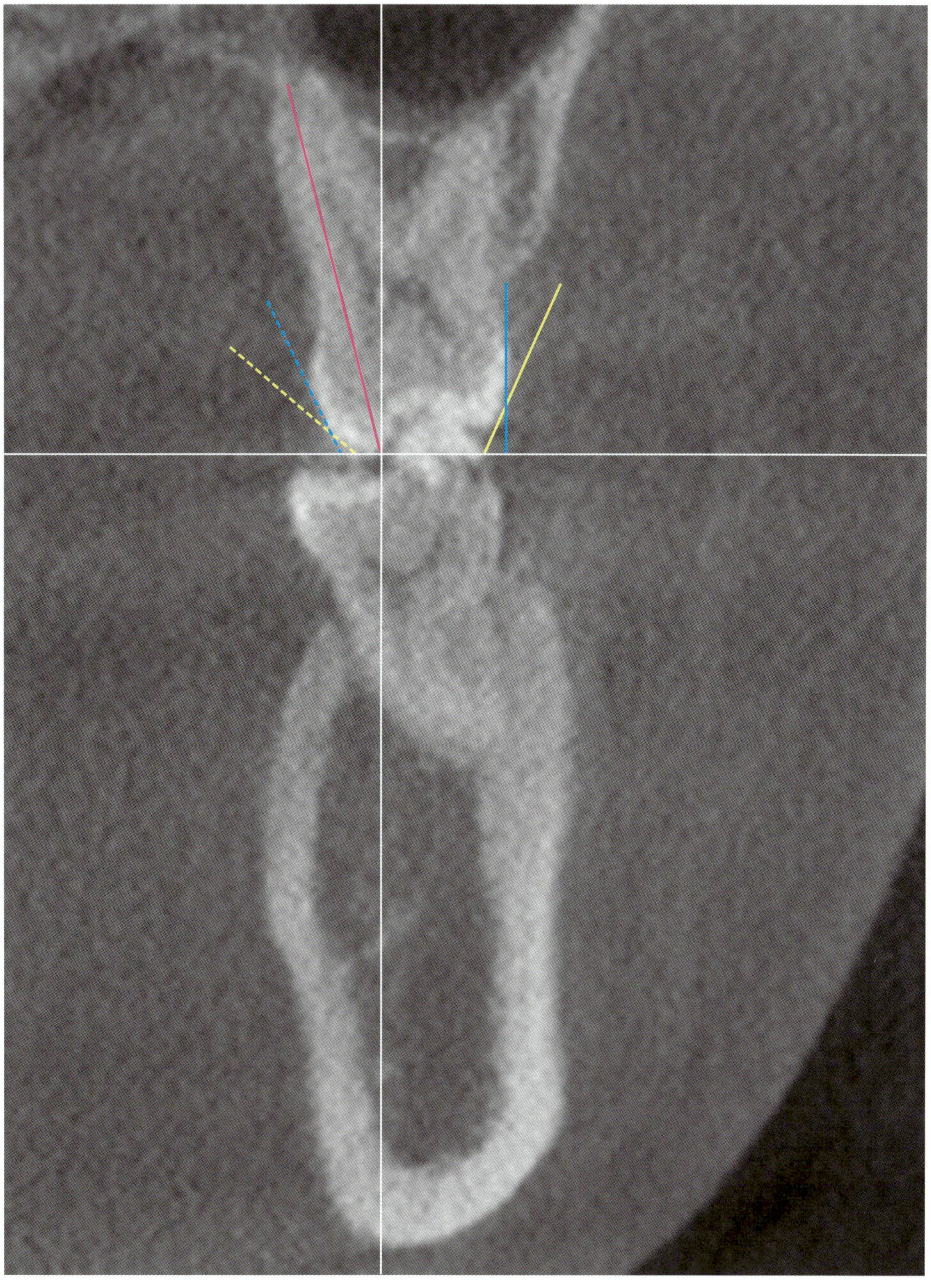

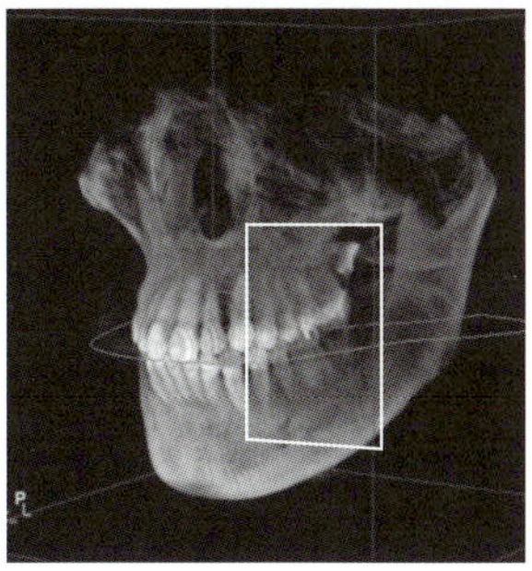

상악 제2대구치

구개측

- - - - 중앙 기준면 : 수직선에서 약 25° 경사
- - - - 교두 기준면 : 수직선에서 약 55° 경사

협측

—— 장축 방향 : 수직선에서 약 10° 경사
—— 중앙 기준면 : 수직선에서 약 5° 내측 경사
—— 교두 기준면 : 수직선에서 약 30° 내측 경사

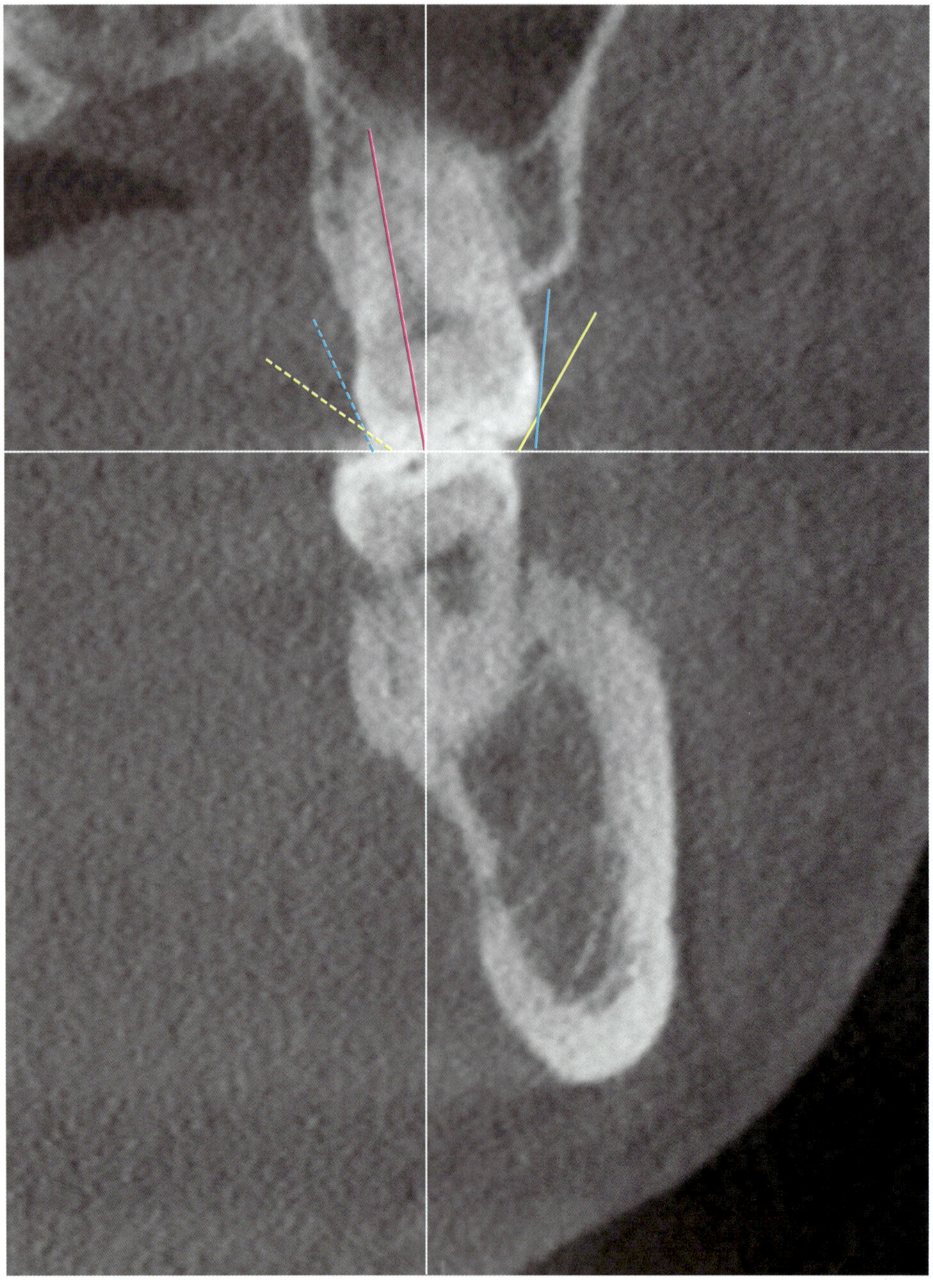

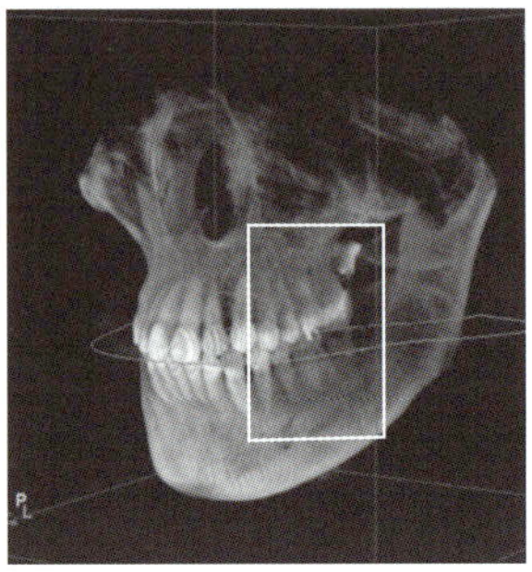

하악 중절치

—— 장축 방향 : 수직선에서 약 20° 경사

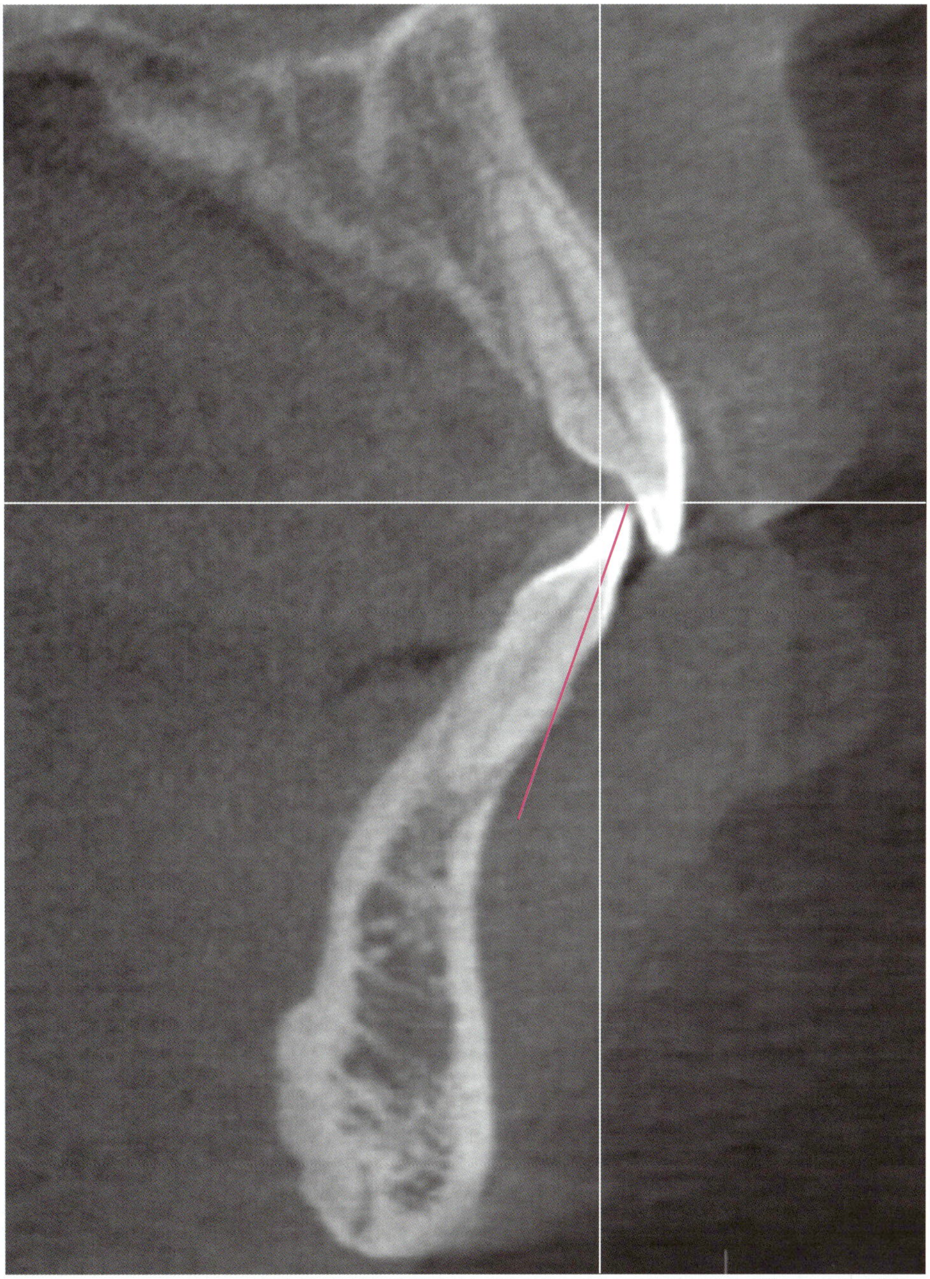

*27쪽 표 3의 각도와 합치하지 않은 영상도 있으므로 표의 각도를 기준으로 선을 표시했다

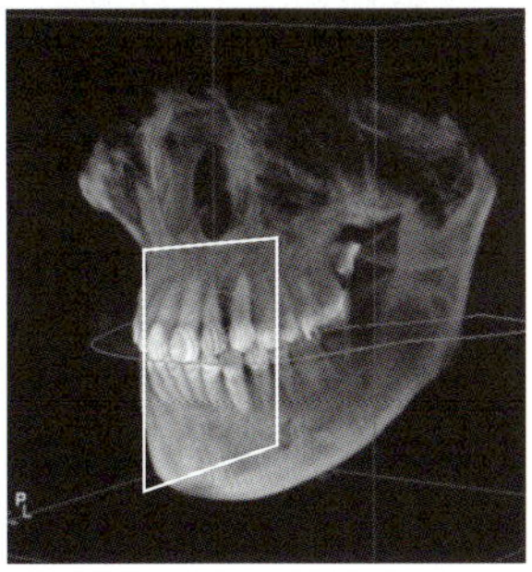

하악 제1소구치

설측

---- 중앙 기준면 : 수직선에서 약 5° 내측 경사
---- 교두 기준면 : 수직선에서 약 30° 경사

협측

— 장축 방향 : 수직선에서 약 10° 경사
— 중앙 기준면 : 수직선에서 약 15° 내측 경사
— 교두 기준면 : 수직선에서 약 35° 내측 경사

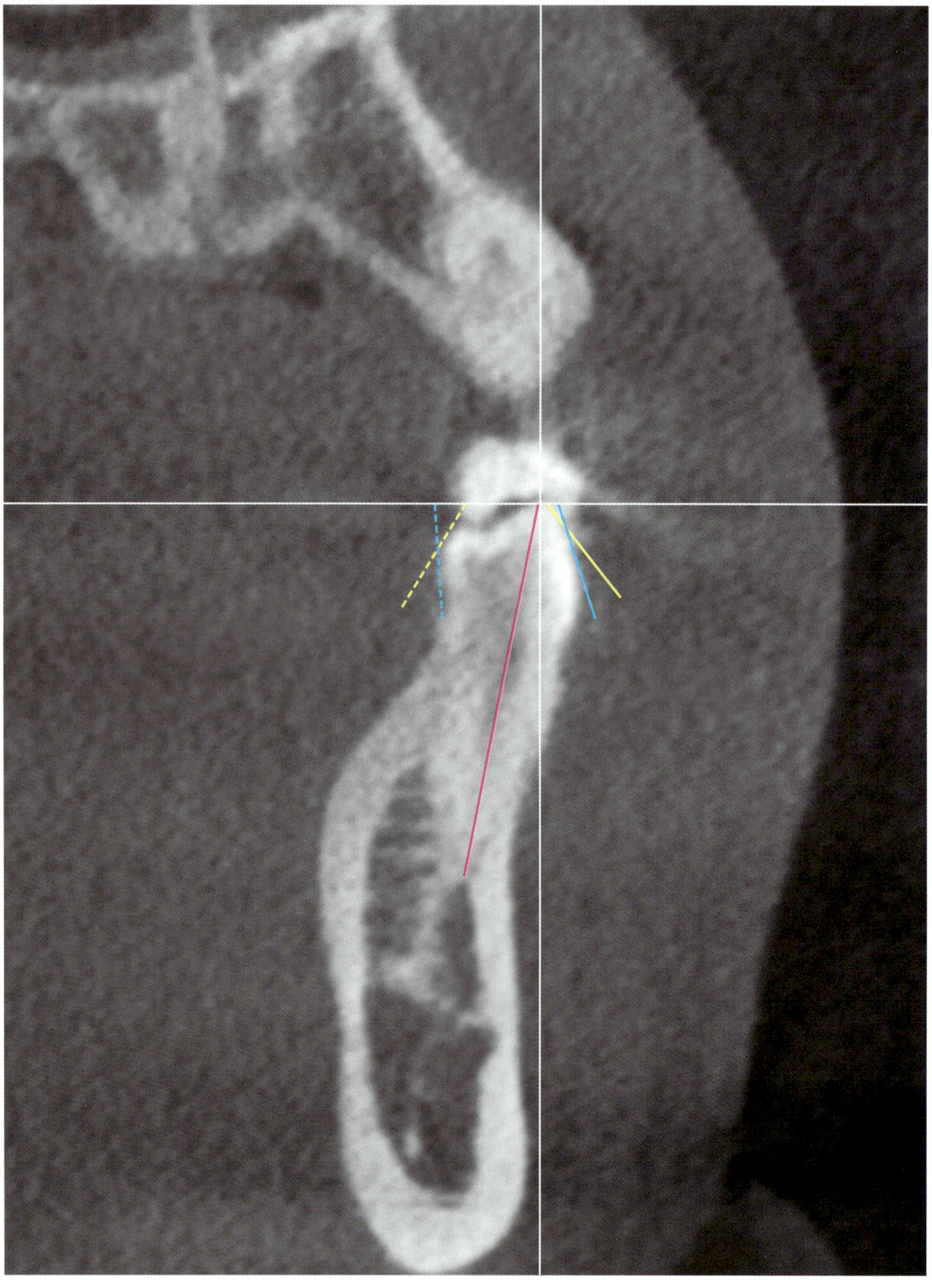

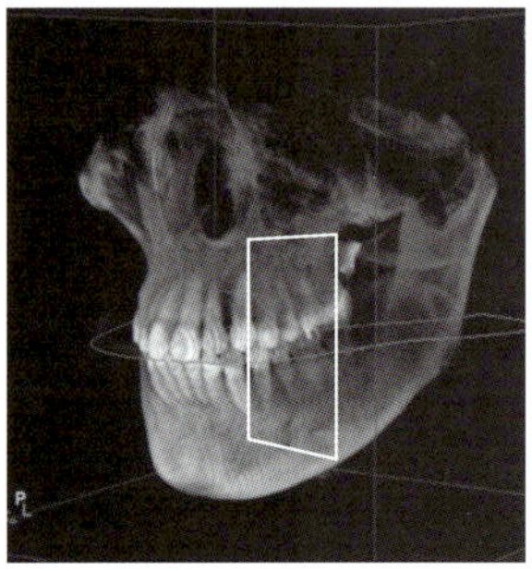

하악 제2소구치

설측

---- 중앙 기준면 : 수직선에서 약 10° 내측 경사
---- 교두 기준면 : 수직선에서 약 10° 경사

협측

— 장축 방향 : 수직선에서 약 10° 내측 경사
— 중앙 기준면 : 수직선에서 약 35° 내측 경사
— 교두 기준면 : 수직선에서 약 55° 내측 경사

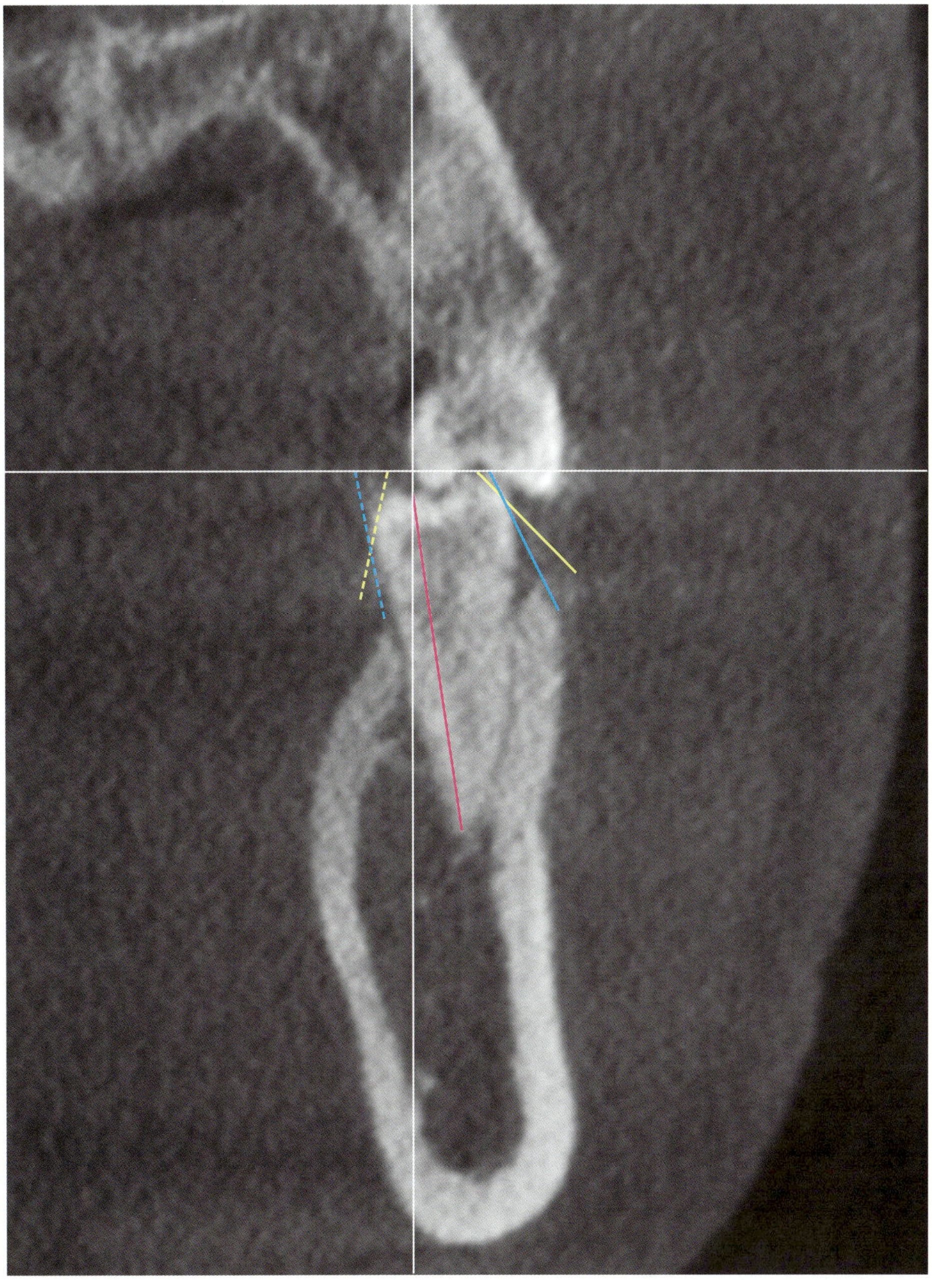

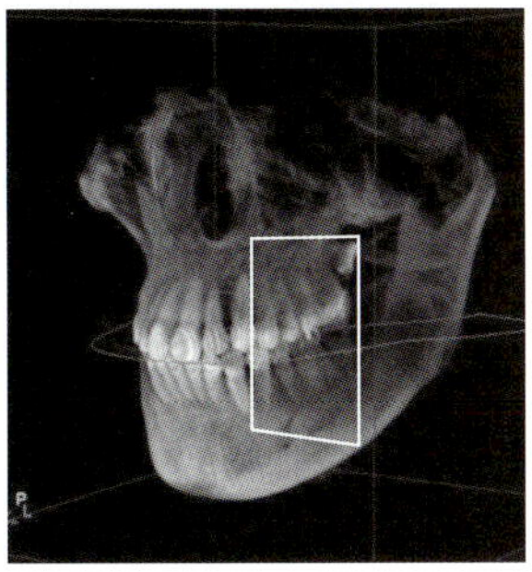

하악 제1대구치

설측

- - - - 중앙 기준면 : 수직선에서 약 5° 경사
- - - - 교두 기준면 : 수직선에서 약 35° 경사

협측

— 장축 방향 : 수직선에서 약 15° 내측 경사
— 중앙 기준면 : 수직선에서 약 35° 내측 경사
— 교두 기준면 : 수직선에서 약 65° 내측 경사

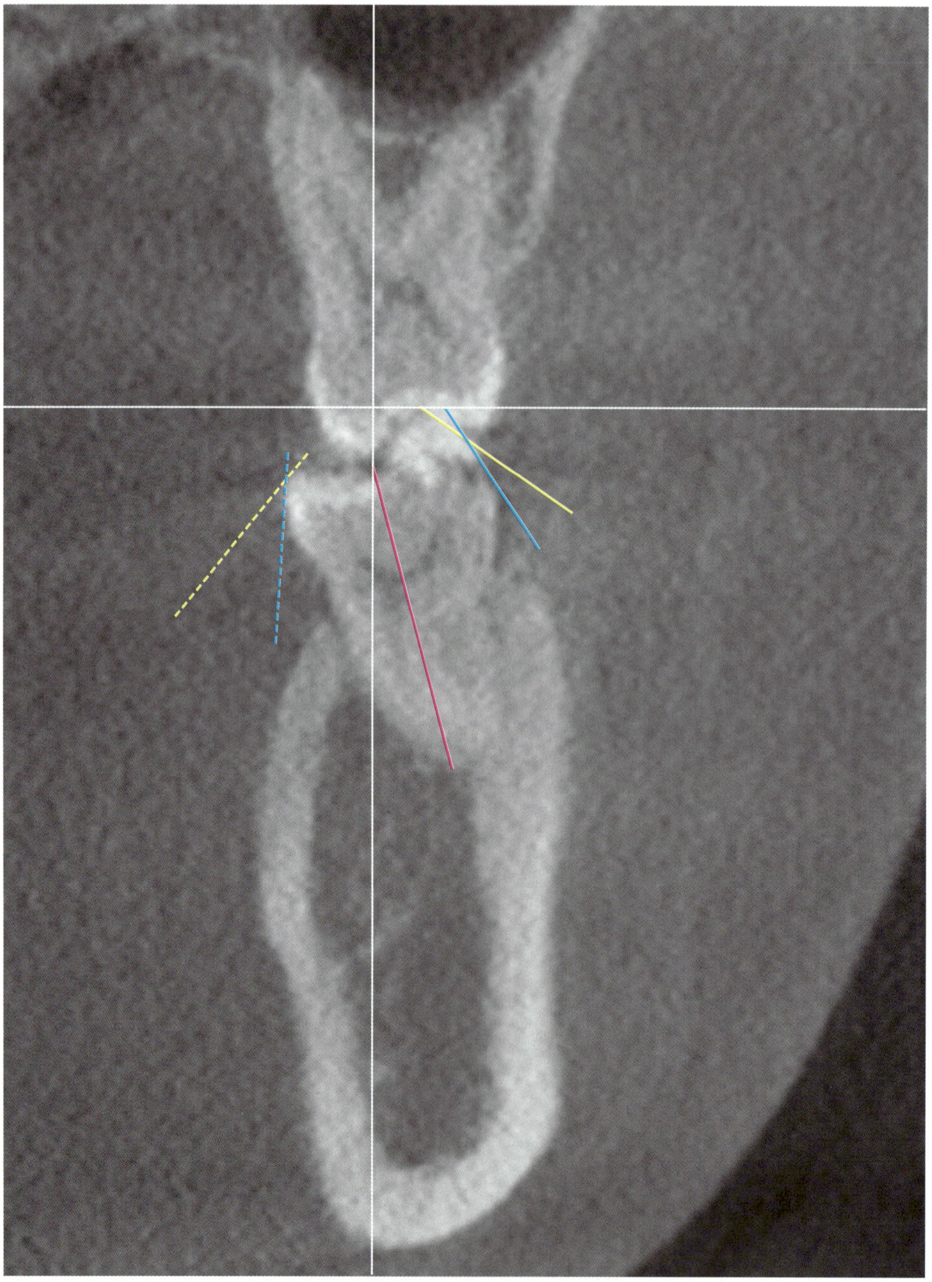

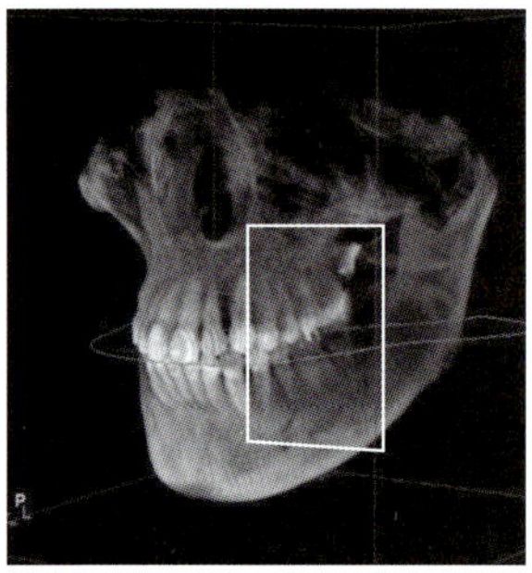

하악 제2대구치

설측

---- 중앙 기준면 : 수직선에서 약 0° 경사
---- 교두 기준면 : 수직선에서 약 30° 경사

협측

— 장축 방향 : 수직선에서 약 20° 내측 경사
— 중앙 기준면 : 수직선에서 약 40° 내측 경사
— 교두 기준면 : 수직선에서 약 70° 내측 경사

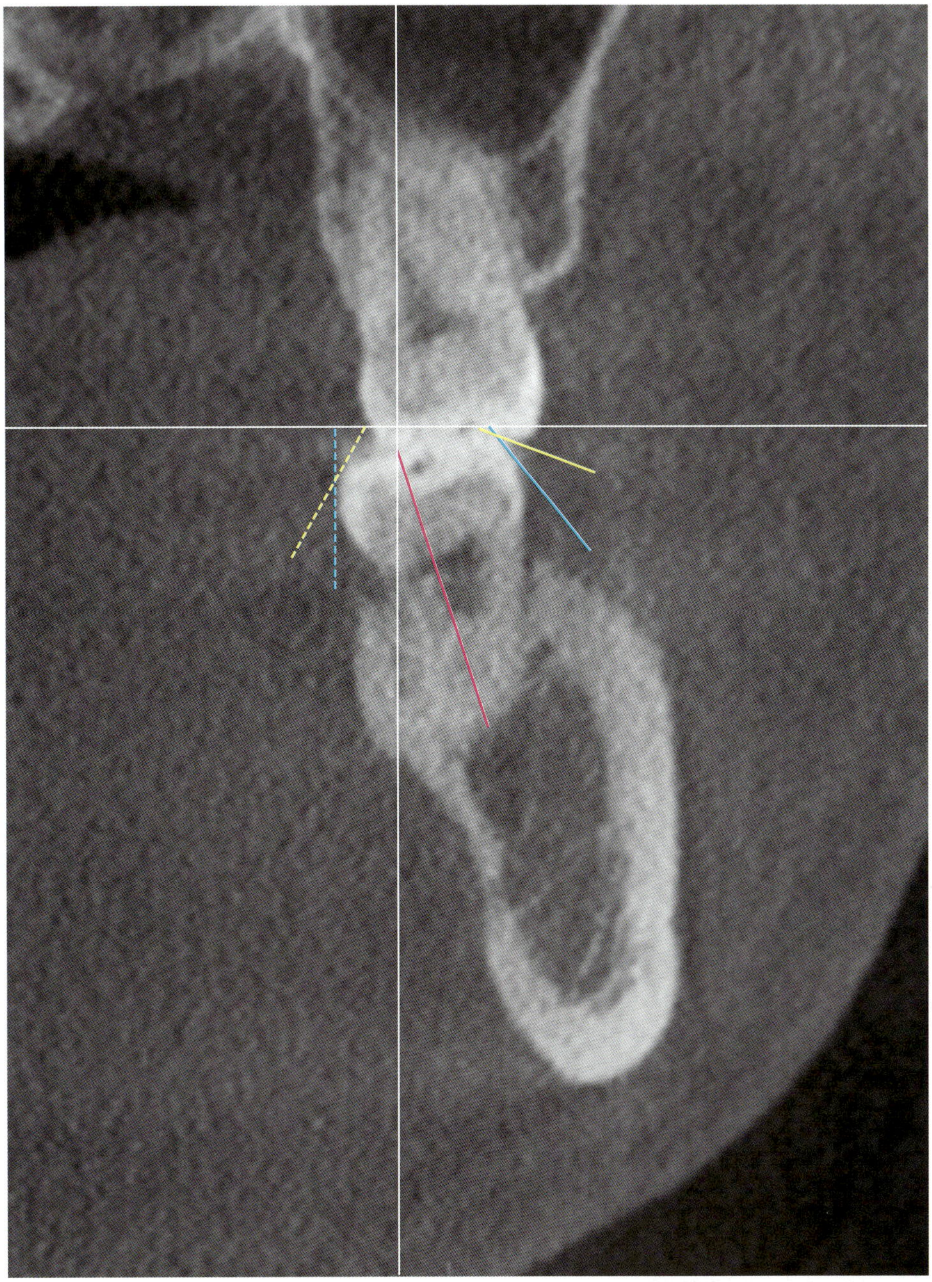

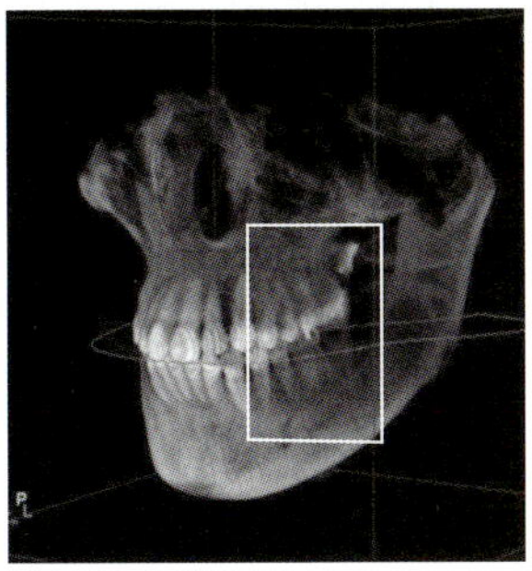

일본인의 치아 크기

지대치 형성 시 삭제량을 결정할 때는 치아의 치관장과 근원심 폭경 및 협설적 폭경의 평균값을 파악하는 것이 중요하다.

표 4는 다양한 문헌에 보고된 일본인의 치아 데이터에서 평균값을 산출하고 0.5mm 단위로 표시한 표이다. 이것을 임상의 기준값으로 기억하면 편리하다.

표 4. 치아 크기의 임상적 기준(mm)

치종		1	2	3	4	5	6	7
상악	치관장	11.5	10	11	8.5	7.5	7	7
	근원심경	8.5	7	8	7.5	7	10.5	10
	협설경	7	6.5	8	9.5	9	11.5	11.5
하악	치관장	9	9.5	10.5	8.5	7.5	7.5	7
	근원심경	5.5	6	7	7	7.5	11.5	11
	협설경	6	6	8	8	8.5	11	10.5

*참고문헌 4~8의 데이터에서 평균치를 산출하고 0.5mm 단위로 표시했다

참고문헌

1) Chiche GJ, Pinault A. Esthetics of anterior fixed prosthodontics. Quintessence Pub, 1994; 13-19.

2) 山﨑長郎 . 審美修復治療 複雑な補綴のマネージメント . クインテッセンス出版 , 1999.

3) Powell N, Humphreys B. Proportions of the aesthetic face. Thime Medical Pub, 1984; 7-8.

4) 上條雍彦 . 日本人永久歯解剖学 . アナトーム社 , 1962.

5) 織田正豊 , 赤井三千男 , 三好作一郎 , 東　義景 . 歯牙解剖 歯型彫刻 . クインテッセンス出版 , 1986.

6) 高橋和人 , 野坂洋一郎 , 古田美子 , 若月英三 . 図説 歯の解剖学 . 医歯薬出版 , 1986.

7) 赤井三千男 編 . 歯の解剖学入門 . 医歯薬出版 , 1990.

8) 三好作一郎 編著 . 簡明 歯の解剖学 . 医歯薬出版 , 1996.

Chapter 3

지대치 형성에 필요한 임상의 원칙

크라운의 지대치 형태는 수복 방법, 사용 재료에 따라 다양하게 선택된다. 치과기공사가 치과의사의 판단과 원칙을 충분히 이해하지 못하거나 수복물의 구조상 재질적인 한계 등의 정보를 치과의사에게 정확하게 전달하지 못하면 크라운의 파손이라는 문제가 발생할 수 있다. 그런 문제가 발생하지 않도록 어떤 기준에 입각해 진료실과 기공실이 정보를 공유하는 것이 중요하다. 이번에는 전부 크라운 수복치료에 참여하는 치과의사와 치과기공사가 반드시 숙지해야 할 임상의 원칙을 제시한다.

전부 크라운 형성의 기본 원칙

지대치 형성에 필요한 요건은

① 치아 장축에 교합력이 가해지게 형성

② 힘의 집중을 안 생기게 형성

③ 이상적인 수복물이 들어가는 데 필요한 삭제량에 있다.

그리고 형성된 지대치는

① 치아 외형과 동일한

② Undercut이 없는

③ 충분한 유지, 저항 형태를 가진 것이 아니면 안 된다(그림 1).

'크라운 외형의 기준을 찾는다'. 본서의 목적을 떠올리면서 이번에는 '치아 외형과 비슷하다'에 초점을 맞춰 내용을 전개하려고 한다.

전술하듯이 기본 원칙에 준하는 지대치 형성면은 다음과 같다.

제1면 치아의 장축 방향을 기준으로 하는 면(retention wall)

제2면 치아의 중앙 기준면과 평행한 면

제3면 치아의 교두(절단) 기준면을 기준으로 한 면

크라운으로 치관 형태를 재현할 때는 지대치와 치관 외형 사이에 있는 공간을 수복 재료로 보완해 가는데, porcelain의 강도를 보증하려면 수복 재료의 두께가 크라운의 모든 부위에서 균등하게 분포하는 것이 바람직하다. 따라서 지대치의 형태는 목표하는 치관 외형과 비슷할수록 좋다는 것을 이해할 수 있다.

기능적인 치관 외형이나 마진의 형태는 치아의 장축 방향, three plane concept, 삼각구조 이론을 적용해 완성할 수 있다.

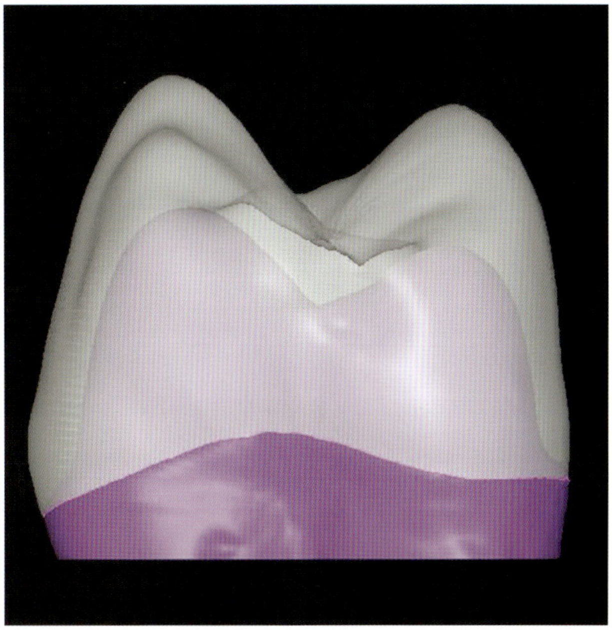

그림 1. 지대치 형성의 기본 원칙은 목표하는 크라운의 외형과 비슷하게 형성하는 것이다. 축면은 치아의 장축 방향, 중앙 기준면, 교두(절단) 기준면을 기준으로 3면 형성한다(영상은 GC에서 제공).

지대치의 Taper (Total Occlusal Convergence)

지대치의 taper, 즉 형성한 축면과 반대측 축면이 이루는 각도를 Total Occlusal Convergence(TOC)라고 한다. Jorgensen(1955)의 논문을 인용하면 수복물의 유지력을 달성하려면 거의 평행한 5°의 TOC가 필요하다고 했다. el-Ebrashi(1969)는 2.5°~6.5°, Rosenstiel(2006)은 6°가 최적의 각도라고 했다.

그러나 임상에서 거의 평행한 경사각을 부여하기는 정말 어렵다고 생각한다. 6°의 taper를 부여하려면 taper 3°의 버를 치아 장축에 평행하게 사용해야 하고, Owen(1986)은 그것이 정말로 어려운 목표라고 강조하고 있다. 그리고 임상에서 대부분 지대치의 taper는 12°보다 커졌다고 한다. Smith(1999)는 치과대학의 학생에게 지대치 형성을 지시한 후 그것을 연구한 결과 12°의 taper를 달성할 수는 없었지만 6°보다는 현실적이었다고 발표했다.

또한 크라운의 이탈 저항에 대해서는 착탈 방향으로의 유지력뿐만 아니라 측방에서 가해지는 힘에 대한 저항력도 중요하므로 이것을 고려해 Dodge(1985)는 직경 10mm, 고경 3.5mm, TOC(10°, 16°, 22°)의 지대치에 크라운을 시멘팅하고 크라운의 경사에의 저항을 조사했다. 그 보고에 따르면 22°의 지대치는 저항력이 적절하지 않고 10°와 16°에서 유의차가 없었으므로 3개 중에 16°가 최적의 TOC이고 10°는 임상에서 곤란하다고 결론짓고 있다.

Shillingburg(1997)는 taper는 10°~22°가 되어야 하고, Goodacre(2001)는 10°~20°의 TOC를 발표했다. Eames(1978)는 시멘트 합착시 들뜸을 고려하면 10°보다 20°가 더 바람직하다고 했다.

우리들이 임상에서 지대치 형성된 치아를 계측해 보아도 측정 개수는 적지만 TOC가 12.2°~29°, 평균 약 20°였고, Goodacre, Dodge, Shillingburg의 10°~22°에 근사한 값을 얻을 수 있었다. 이 값은 Eames가 말하는 시멘트 합착 시 들뜸을 고려한 측면에서도 적절하다고 생각한다.

본서에서는 TOC를 Goodacre가 말하는 10°~20° 범위를 선택하고 Dodge가 이상적으로 생각하는 16°를 기준으로 진행할 예정이다(그림 2).

우리들이 평소 지대치 형성에 사용하는 round end taper bur는 경사가 3°×2이므로 16°의 taper를 주려면 치아의 장축에서 버를 5°로 기울인 각도가 지대치 축면 제1면 방향이 된다. 실제로 구치 원심부를 삭제할 때에 인접치의 인접면에 상처를 주지 않으려고 버를 근심으로 강하게 기울이기 쉬운데, 그 만큼 보정하기 위해 근심부 인접면은 버의 경사를 줄이면 된다. 구치부는 장축이 근심으로 경사져 있어 문제가 없다고 생각한다.

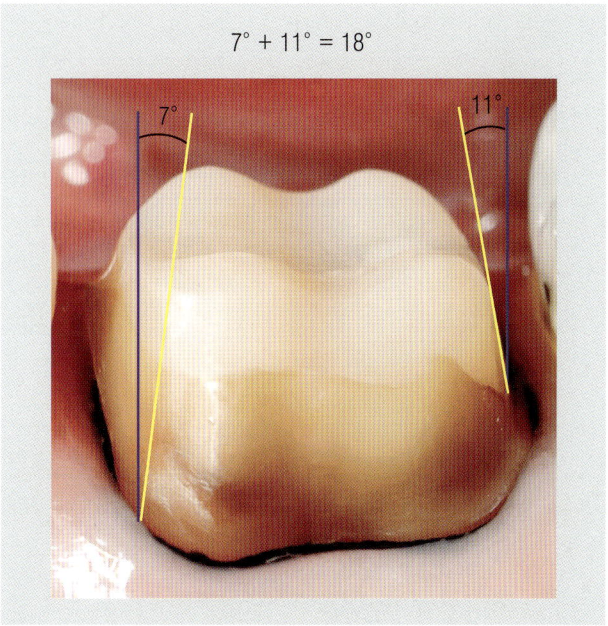

그림 2. 참고문헌에 보고된 값이나 우리들이 발거치를 계측한 값에서 TOC는 16°를 기준으로 형성하고 싶다. 우리들의 임상 모형을 계측하면 평균 TOC는 약 20°였다.

TOC=16°를 기준으로 형성하려면 제1면의 방향은 치아의 장축에서 5° 기울인 각도라고 했는데, 본서에서는 제1면의 각도는 장축 방향의 각도만 기재하기로 한다. 왜냐하면 임상에서 버의 중심선에서 5° 기울여 삭제하기가 어렵고 근원심, 전치부·구치부 등의 치종에 따라서 각도에 차이가 있다고 생각하기 때문이다.

지대치 마진 형태와 삼각 구조의 이론

1) 삼각 구조의 이론

마진부를 지대치 형성할 때는 삼각 구조에 입각해 재료 구조상 필요한 마진의 절삭 각도와 절삭 폭을 결정한다. 이를 통해 opaque line이 마진부에 노출하는 것을 막고 재료의 두께를 확보해 크라운의 색을 조절하고 적절한 emergence profile을 확보할 수 있다.

마진부를 확대한 모식도가 그림 3-1이다. 그림에서 A가 마진 선단, 마진 선단에서 치면을 따라 수직으로 1mm 출현한 점을 B라 한다. B에서 직각으로 수복 재료의 필요 최소한의 두께를 확보한 점이 C, 필요 최대의 두께를 확보한 점이 C′이다. 이때 A에서 C, A에서 C′에 도달하듯이 지대치 형성하는 치질의 절삭 각도를 Ø, Ø′라고 한다. 이 Ø를 최소 절삭 각도, Ø′를 최대 절삭 각도라고 부른다.

AB를 1mm라고 가정한 것은 어느 절삭 각도에서 마진부를 지대치 형성했을 때 수복 재료의 필요 두께 BC 또는 BC′를 확보할 때의 높이는 마진부에서 거의 1mm 높이에 있다고 생각하기 때문이다.

이렇게 재료의 최소 두께와 최대 두께를 알면 마진부의 절삭 각도를 몇 도로 할지 수학적으로 산출할 수 있다. 바꿔 말하면 절삭 각도를 알면 마진부에서 높이 1mm까지 각도 Ø(Ø′)에서 지대치 형성했을 때 필요한 재료의 두께 BC(BC′)가 확보된다.

수복 재료의 두께 DE(DE′)를 지대치 형성하려면 C(C′)에서 치관 외형을 따라 평행하게 치질을 삭제하면 된다.

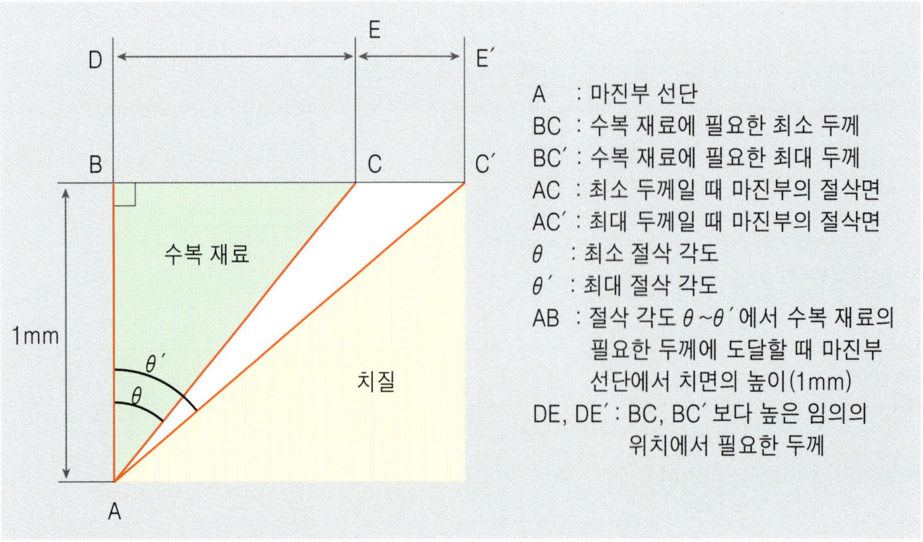

그림 3-1. 마진 형태의 삼각 구조 이론과 모식도.

2) PFM, PFZ, PFA 크라운에서 삼각 구조의 이론

PFM(metal), PFZ(zirconia), PFA(alumina) 등의 재료를 사용해 크라운, 즉 porcelain supporting structure를 제작할 때 기본적으로 지대치 형성 디자인은 동일하다고 생각해도 좋다. 그림 1-3에 소개하듯이 PFM, PFZ, PFA를 제작할 때 마진의 형태를 삼각 구조의 이론에 입각해 해설한다(그림 3-2, 3-3).

BC상의 치관색 porcelain과 opaque의 경계가 P, opaque과 metal, zirconia, alumina의 경계가 Q이다. 각 재료의 최소 두께는 임상에서 아래와 같다고 가정한다.

BP = x =0.2mm(가변, 이곳의 두께만 최대값까지 변화한다)

PQ = y = 0.25mm(일정)

QC = z =0.3mm(일정)

따라서 x + y + z = BC = 0.75mm가 된다.

이때 AB = 1mm이므로 다음의 식이 성립한다.

tan Ø = BC/AB = 0.75/1 =0.75

삼각함수표(표 1)에서 Ø는 37°이다. 즉 최소 절삭 각도는 37°이다.

BC′를 최대 두께라고 하면 최대 절삭 각도는 아래의 식으로 산출할 수 있다.

tan Ø′ = BC′/AB = 1.2/1 = 1.2

삼각함수표에서 Ø′는 약 50°가 된다. 즉 최대 절삭 각도는 50°이다.

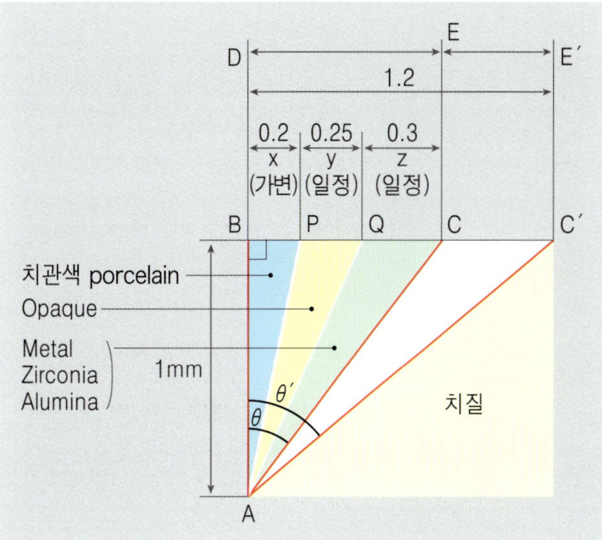

그림 3-2. PFM, PFZ, PFA의 경우 삼각 구조의 이론.

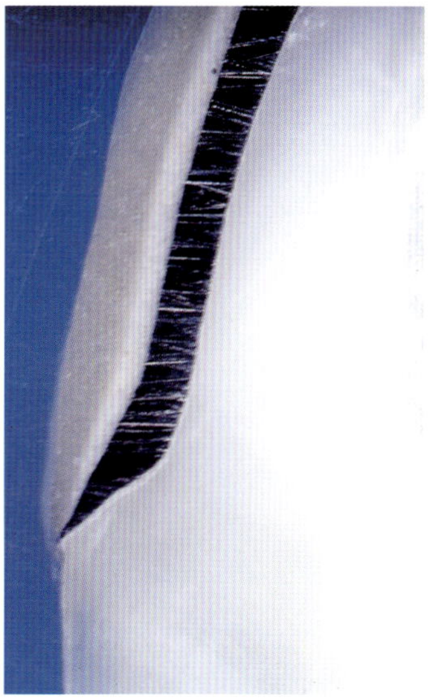

그림 3-3. PFM의 마진부 단면.

이렇게 수복 재료의 두께만 알면 그에 대응하는 절삭 각도를 삼각함수표를 이용해 자유롭게 산출할 수 있다.

표 1. 삼각함수의 탄젠트(tan) 표

도수	tan	표차	도수	tan	표차	도수	tan	표차
0	0.0000		30	0.5774		60	1.7321	
		175			235			719
1	0.0175		31	0.6009		61	1.8040	
		174			240			767
2	0.0349		32	0.6249		62	1.8807	
		175			245			819
3	0.0524		33	0.6494		63	1.9626	
		175			251			877
4	0.0699		34	0.6745		64	2.0503	
		176			257			942
5	0.0875		35	0.7002		65	2.1445	
		176			263			1015
6	0.1051		36	0.7265		66	2.2460	
		177			271			1099
7	0.1228		37	0.7536		67	2.3559	
		177			277			1192
8	0.1405		38	0.7813		68	2.4751	
		179			285			1300
9	0.1584		39	0.8098		69	2.6051	
		179			293			1414
10	0.1763		40	0.8391		70	2.7465	
		181			302			1582
11	0.1944		41	0.8693		71	2.9047	
		182			311			1730
12	0.2126		42	0.9004		72	3.0777	
		183			321			1932
13	0.2309		43	0.9325		73	3.2709	
		184			332			2165
14	0.2493		44	0.9657		74	3.4874	
		186			343			2447
15	0.2679		45	1.0000		75	3.7321	
		188			355			2787
16	0.2867		46	1.0355		76	4.0108	
		190			369			3207
17	0.3057		47	1.0724		77	4.3315	
		192			382			3731
18	0.3249		48	1.1106		78	4.7046	
		194			398			4400
19	0.3443		49	1.1504		79	5.1446	
		197			414			5267
20	0.3640		50	1.1918		80	5.6713	
		199			431			6470
21	0.3839		51	1.2349		81	6.3183	
		201			450			7971
22	0.4040		52	1.2799		82	7.1154	
		205			471			10289
23	0.4245		53	1.3270		83	8.1443	
		207			494			13701
24	0.4452		54	1.3764		84	9.5144	
		211			517			19157
25	0.4663		55	1.4281		85	11.4301	
		214			545			28706
26	0.4877		56	1.4826		86	14.3007	
		218			573			47304
27	0.5095		57	1.5399		87	19.0311	
		222			604			96052
28	0.5317		58	1.6003		88	28.6363	
		226			640			286537
29	0.5543		59	1.6643		89	57.2900	
								∞
		231			678	90	∞	

지대치의 삭제량

삼각 구조의 이론을 이용해 구할 수 있는 마진부의 절삭 각도와 각종 수복 재료의 데이터에 기초한 지대치 각 부위의 삭제량을 표 2에 소개한다. 그림 4-1~4-7에 표 2의 데이터를 일러스트로 표현했다. 수복물의 차이를 파악할 수 있다.

표 2. 각종 수복물에서 임상적 절삭 각도와 삭제량(절삭폭)

		마진부 절삭 각도	코핑의 두께	순협측면 삭제량	구개 · 설측면 삭제량	인접면 삭제량	교합면 · 절단 삭제량
전치	PFM(porcelain margin · 설면 metal)	50°~90°	0.3~0.4mm(full coverage의 경우)	1.2~1.5mm	1.0~1.4mm 0.4~0.7mm (설면 metal)	1.2~2.0mm	1.5~2.0mm 절연에서 2.0~2.5mm
	PFA	50°~90°	0.4~0.6mm	1.2~1.5mm	1.0~1.4mm	1.2~2.0mm	1.5~2.0mm 절연에서 2.5~3.0mm
	PFZ	50°~90°	0.4~0.6mm	1.2~1.5mm	1.0~1.4mm	1.2~2.0mm	1.5~2.0mm 절연에서 2.5~3.0mm
	Porcelain laminate veneer	15°~30°	—	0.6~1.0mm	—	0.8~1.0mm	0.8~1.2mm
	경질레진 전장관	50°~90°	순면 metal 0.3~0.4mm	1.2~1.5mm	0.4~0.7mm	1.2~2.0mm	1.5~2.0mm 절연에서 2.0~2.5mm
구치	PFM	50°~90°	0.3~0.5mm	1.2~1.5mm	1.2~1.5mm	1.5~2.0mm	2.0~2.5mm
	PFA	50°~90°	0.5~0.6mm	1.2~1.5mm	1.2~1.5mm	1.5~2.0mm	2.0~2.5mm
	PFZ	50°~90°	0.5~0.6mm	1.2~1.5mm	1.2~1.5mm	1.5~2.0mm	2.0~2.5mm
	Gold 크라운	20°~40°	—	0.6~1.2mm	0.6~1.2mm	1.0~1.5mm	1.2~1.5mm

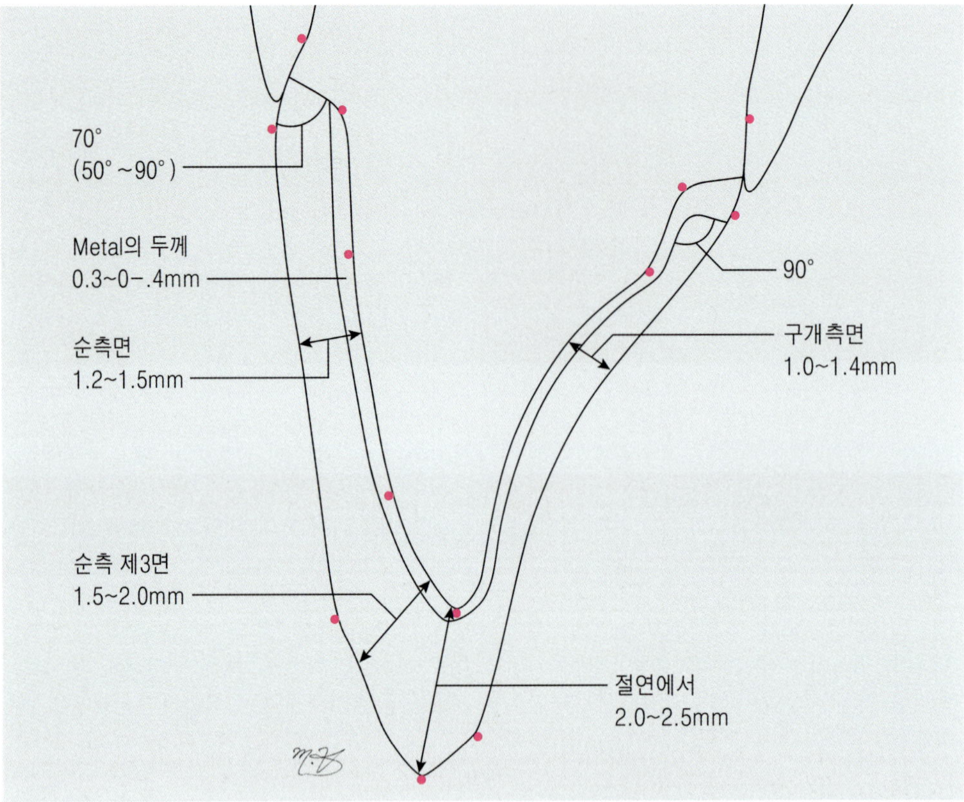

그림 4-1. 전치 PFM(porce-lain margin)

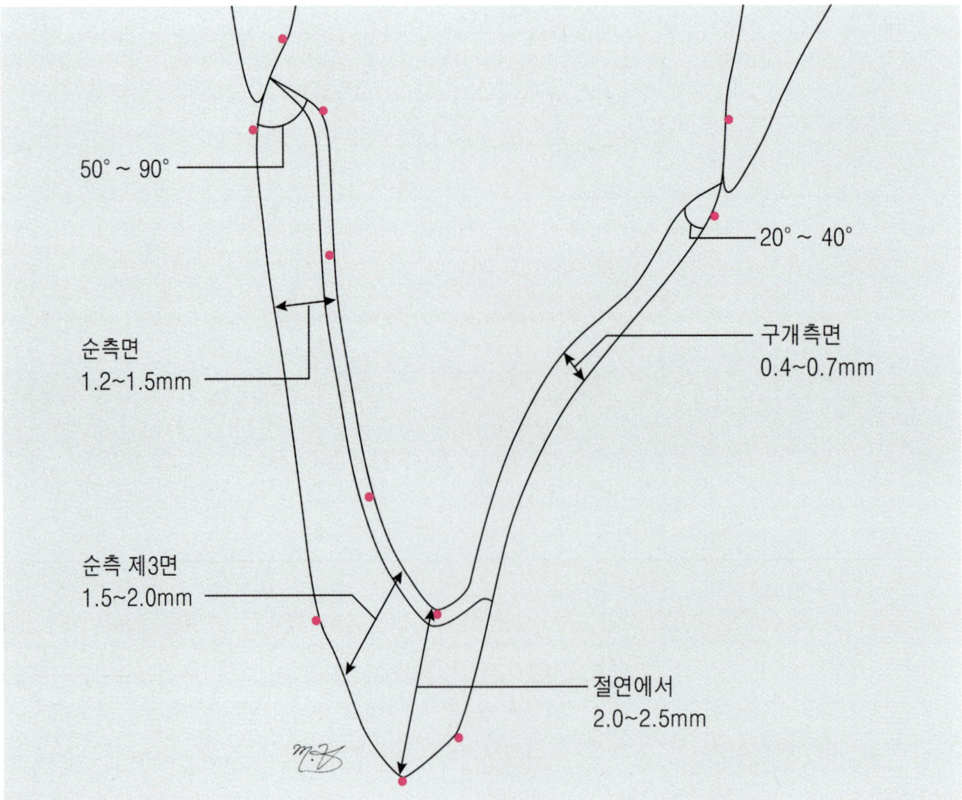

그림 4-2. 전치 PFM(설면 metal).

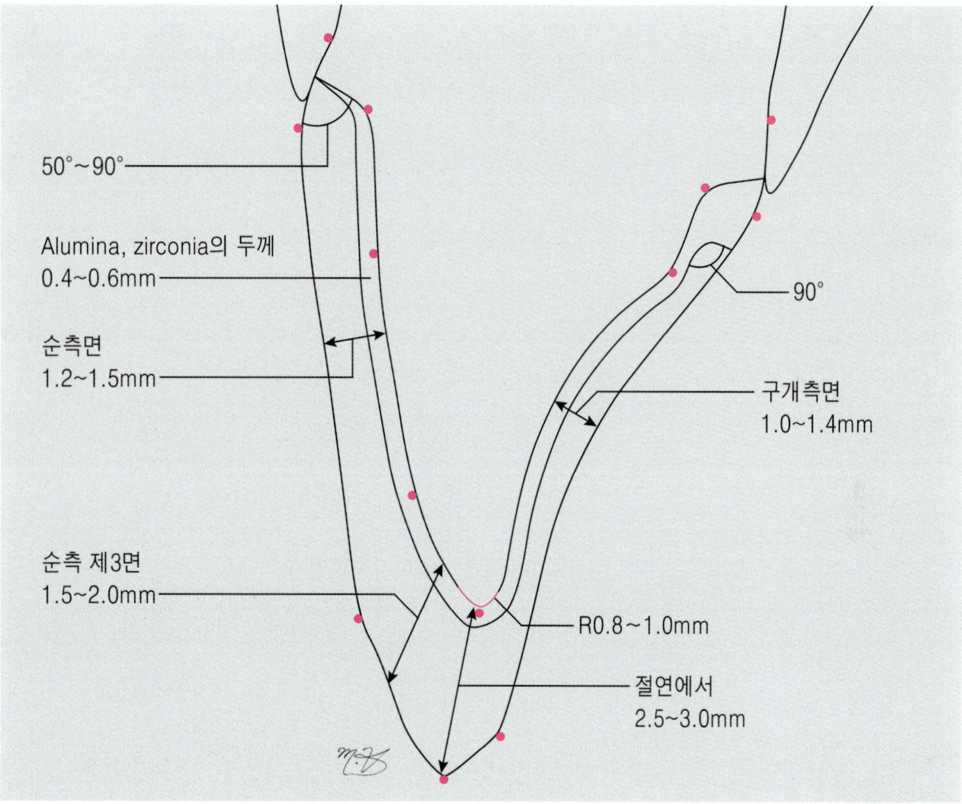

그림 4-3. 전치 PFA, PFZ.

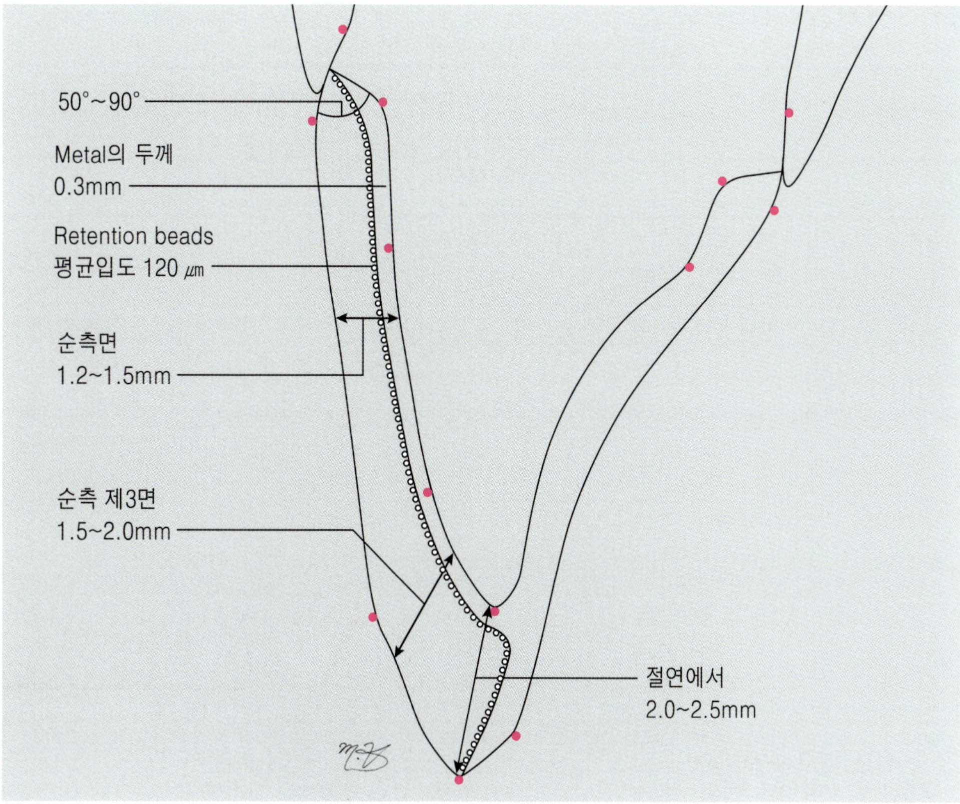

그림 4-4. 전치 경질레진의 전장관.

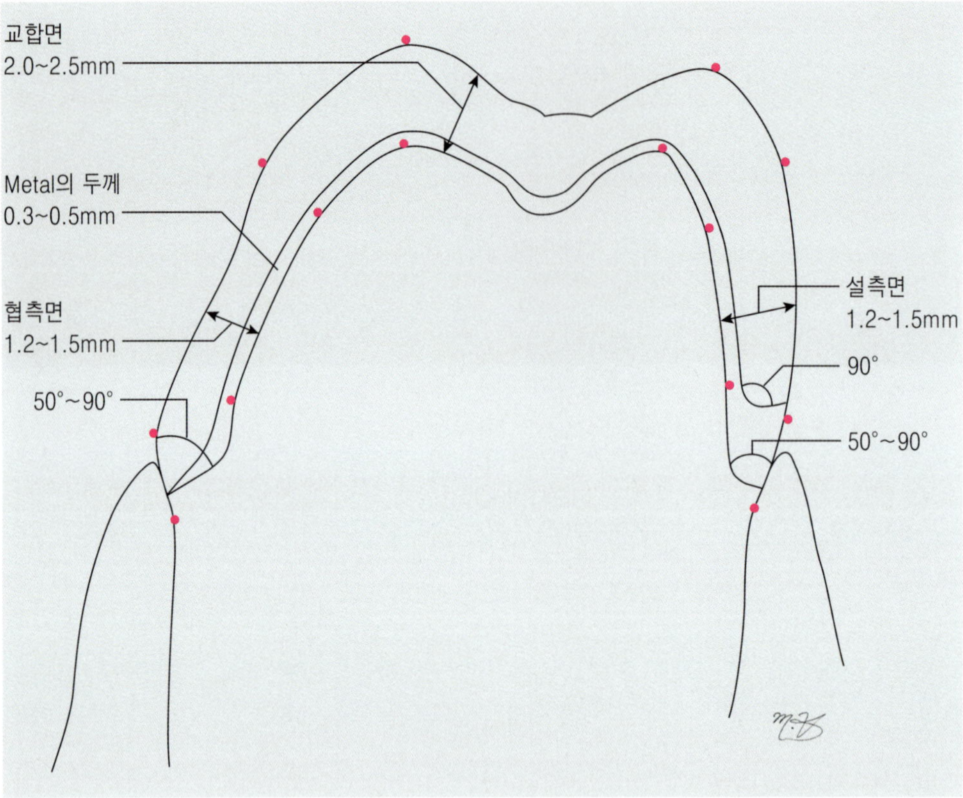

그림 4-5. 구치 PFM.

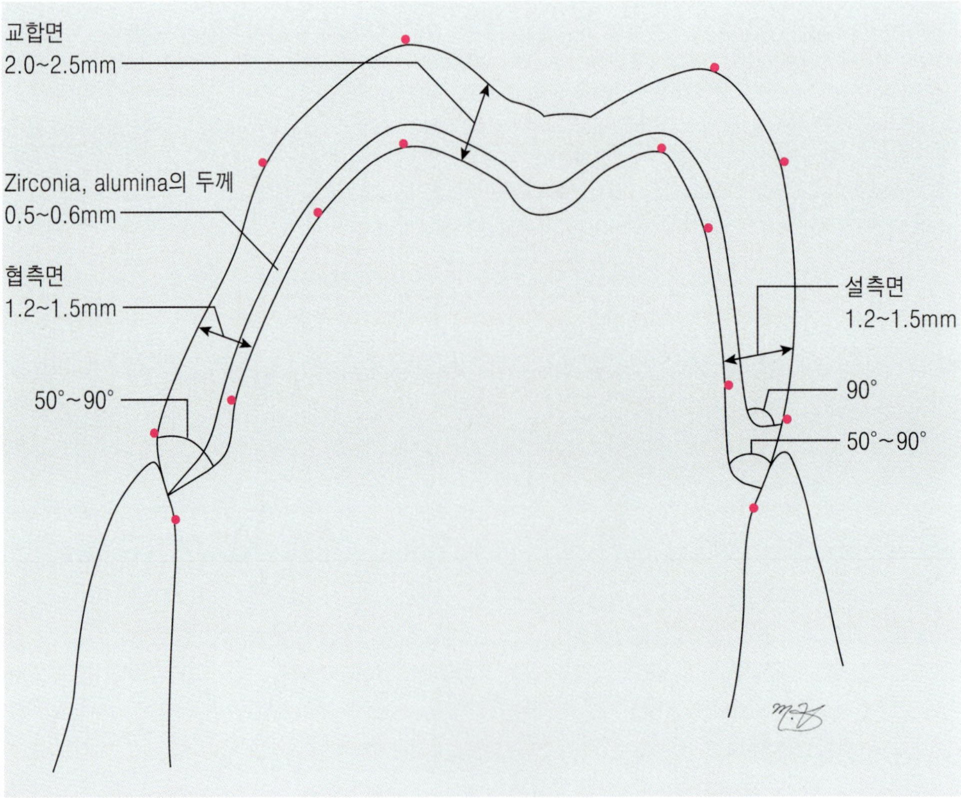

그림 4-6. 구치 PFA, PFZ.

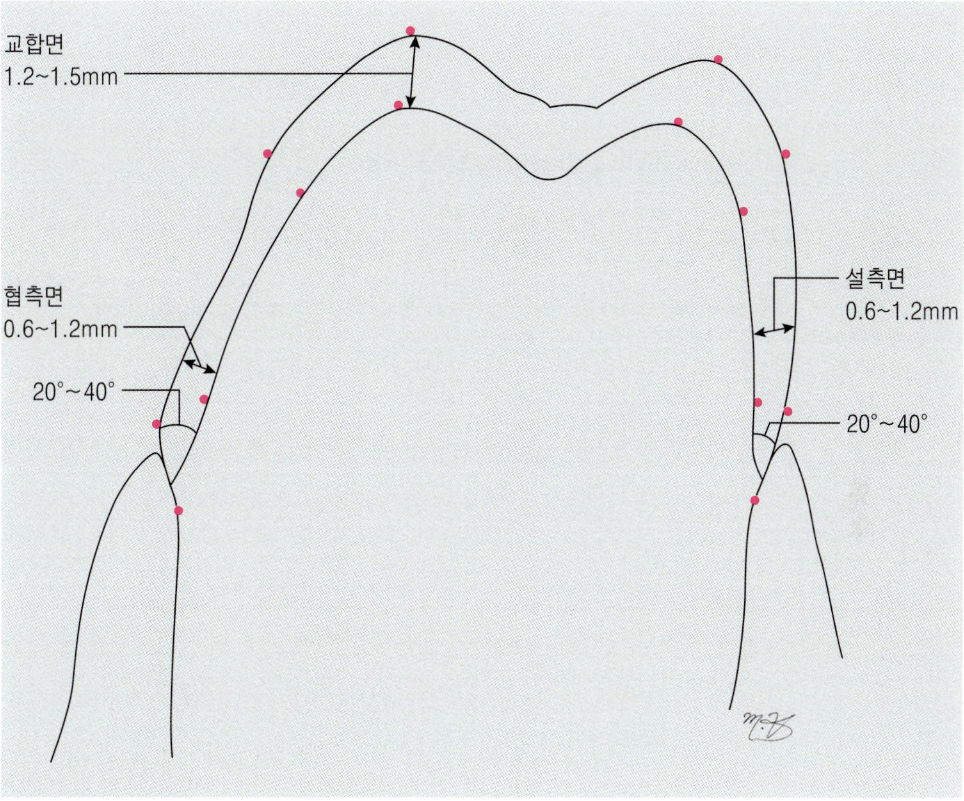

그림 4-7. 구치 gold 크라운.

Porcelain Supporting Structure

1) Porcelain supporting structure

Porcelain supporting structure란 porcelain 크라운에서 지대치와 치관색 porcelain 사이에 배치되는 지대 구조를 가리킨다.

Porcelain supporting structure에는 metal, zirconia, alumina 등 다양한 재료를 사용하는데, 마진 선단부에서는 이들 재료와 opaque, 치관색 porcelain을 삼각 구조 이론을 적용해 조합한다. 그러면 수복물의 강도, opaque line의 노출 방지, ceramic 크라운의 색, 생물학적 크라운 contour(emergence profile)를 보증한다. 따라서 적절하게 형성된 지대치상에 계획하는 porcelain supporting structure의 디자인이 중요하다.

예를 들어 zirconia supported 크라운(PFZ)은, zirconia 자체 강도는 강하지만, zirconia와 ceramic은 온도 차이가 커서 소결 결합하지 않는다. 따라서 PFZ는 shear stress에 약하다. 구조역학적으로 이 특징을 이해한 후에 적절하게 디자인하지 않으면 강도를 보증할 수 없다. Zirconia structure와 치관색 porcelain의 경계는 치은연에서 떨어진 곳에 배치하도록 한다(그림 5-1).

PFM은 사용하는 금속에 따라 응력에 저항하는 두께가 다르다. 크라운을 구강 내에 장착할 때 응력이 바깥쪽을 향해 가해지고 경우에 따라 금속을 왜곡시켜 porcelain이 갈라지거나 벗겨질 수 있다. 따라서 PFM 크라운이 그런 응력에 저항할 수 있도록 응력이 가해지는 곳의 금속 두께를 적절하게 확보할 수 있는 구조학적 디자인이 필요하고 이것으로 강도를 보증한다.

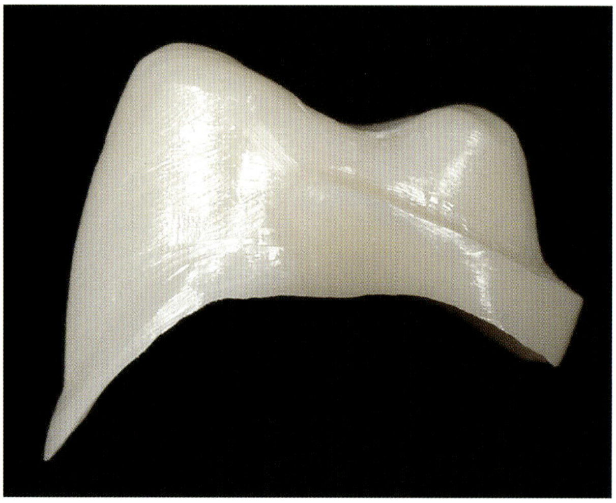

그림 5-1. Zirconia 크라운의 porcelain supporting area(제작 : Art Dental Labo. 崎田籠仁).

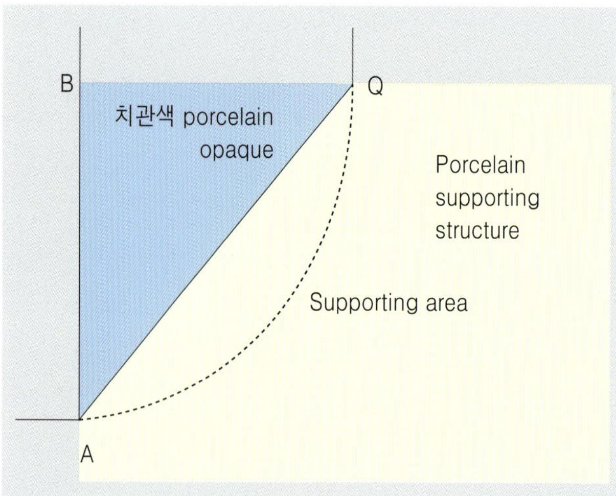

그림 5-2. Porcelain supporting area는 삼각 구조의 이론에서(47쪽 그림 3-2) AQ 부분에 해당하며 압력을 수용하기 쉽게 둥글게 처리한다(점선 부분).

Porcelain은 압축압에는 강하지만 지지가 없으면 그 강도는 약해진다. 따라서 porcelain supporting structure는 포위 압축력에 의한 강도의 보증과 함께 교합압 등의 응력을 압축력으로 수용할 수 있도록 디자인해야 한다. 여기에서 중요한 것이 porcelain supporting area와 porcelain supporting curve이다.

2) Porcelain supporting area와 porcelain supporting curve

압축압에 강한 porcelain의 특성을 살리려면 지대치 형성이나 porcelain supporting structure를 디자인할 때에 교합력을 압축력으로 수용할 수 있는 형태상의 궁리가 필요하다. 따라서 porcelain supporting structure의 마진부에는 porcelain supporting area(그림 5-2)를, 교합면이나 절단부에는 porcelain supporting curve를 적절하게 설정한다(그림 5-3).

지대치나 수복물에 예각이 있으면 그곳에 응력이 집중하고 그 곳을 기점으로 chipping이 발생한다. 따라서 porcelain supporting area는 저작 시에 모든 방향에서 가해지는 응력을 가능한 한 직각(평면)으로 압축압으로 수용할 수 있도록 디자인해야 한다. 교합면의 porcelain supporting curve는 둥글게 처리해 응력을 균등하게 분산시키고 공 형태의 커브를 그려 포위 압축력에 의한 결합 강도를 높인다.

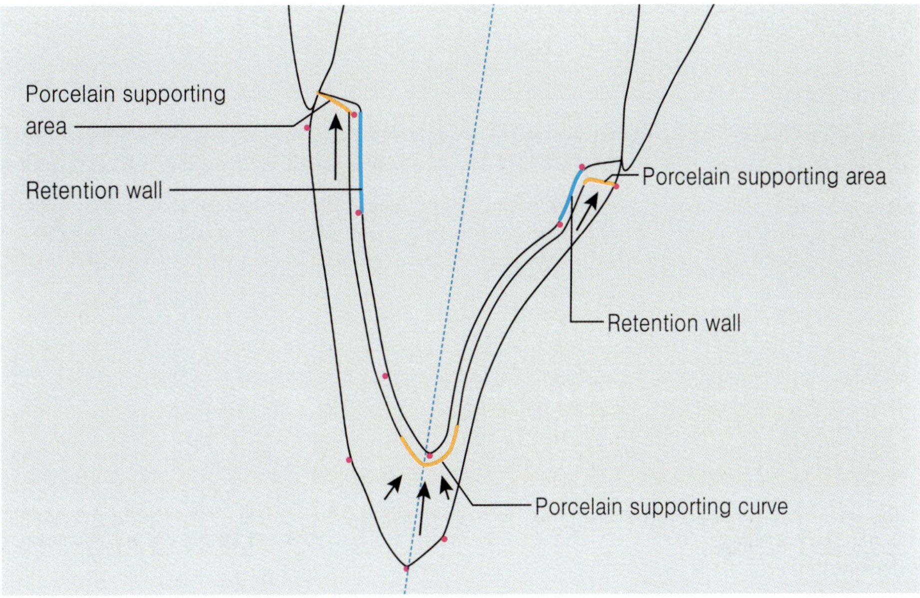

그림 5-3. Porcelain supporting area와 porcelain supporting curve.
Porcelain supporting area는 모든 방향에서 가해지는 교합력을 가능한 한 직각(평면)으로 수용할 수 있는 형태가 되어야 한다. Porcelain supporting curve는 원호를 완만하게, 평면에 가깝게 재현해 교합력을 압축력으로 수용할 수 있다.

버의 선택

우리들이 지대치 형성할 때 주로 사용하는 버를 그림 6에 소개한다.

Round end taper bur(선단 타원형)는 chamfer라고 부르는 형태이고, round end taper bur(선단 반원형)는 accentuated chamfer나 deep chamfer라고 부르는 형태이다. Taper bur는 각도가 3°×2이므로 TOC 16°를 설정한다면 치아의 장축 방향에 대해 5° 기울이면 된다.

Round end taper bur는 지대치 형성 시 주로 축면, 인접면부의 삭제에 사용하고 다양한 길이, 두께, 거칠기, 선단 형태가 있다. 그밖에 구치부 교합면을 삭제하는 pear-shaped bur, 전치 설면용 football-shaped bur도 필요하고 두께, 거칠기에 따라 다양한 종류를 구비하면 편리하다. 레진을 충전한 후에 교합의 조정에는 football-shaped의 극소를, grooving용에는 직경 1mm의 flat end taper bur(fine)를 사용하면 용이하다. 지금까지 교과서에 있던 170, 169L의 카바이드버는 직경이 가늘어지고 형성하거나 기공 조작을 할 때에 기술적으로 어려웠기 때문에 임상에 필요한 유지 저항 형태를 만들 수 없었다. 또한 선단의 각이 둥근 onlay 형성용 버도 필요하다.

최근에는 자연치를 브릿지 지대로 형성하는 대신 결손부에 임플란트를 식립하는 증례가 증가해 미절삭 자연치 형성처럼 경도가 높은 법랑질을 포함해 치질을 대량으로 삭제하는 작업이 줄고 그래서 눈이 거친 버의 사용 빈도가 감소했다고 추측한다. 또한 치근파절의 위험성을 줄이기 위해 metal core보다 resin core를 선택하는 경향도 눈이 거친 버의 사용 빈도가 감소한 요인이라고 생각한다.

표 3. 버의 대응표

	#1	#2	#3	#4	#5	#6	#7	#8	#9	#10	#11	#12	#13	#14
NMG tooth prep. burs (日向和田精密製作所)	nmg-1 A-10LSN	nmg-2f A-10LSNf	nmg-3ff A-10LSNff	nmg-4 J28M	nmg-5 B-10LLRN	nmg-6f B-10LLRNf	nmg-7ff B-10LLRNff	nmg-8 nmg-1S	nmg-9f K24SNf	nmg-10 K-13RN	nmg-11f B-20Nf	nmg-12f B-21LRENf	nmg-13f BA-1LRNf	nmg-14f A-21LNf
Holico N.Y.H. Preparation Kit (茂久田商會)	FG298 018	FG298 C018		FG198 010	FG199 018	FG199 C018		FG297 016	FG238 018	FG277 023	FG172 C012	FG544 025	FG277 012	FG298 014
松風	103R			101R	106RD				364R 265R	145	SF201	202CR		102R
Comet (모모세치과상회)	878K 018	8878K018 (미수입)		878K 012	856 018	8856 018 (미수입)		877K 016	830RL 018 (미수입)		846 012		ZR379 014	878K 014

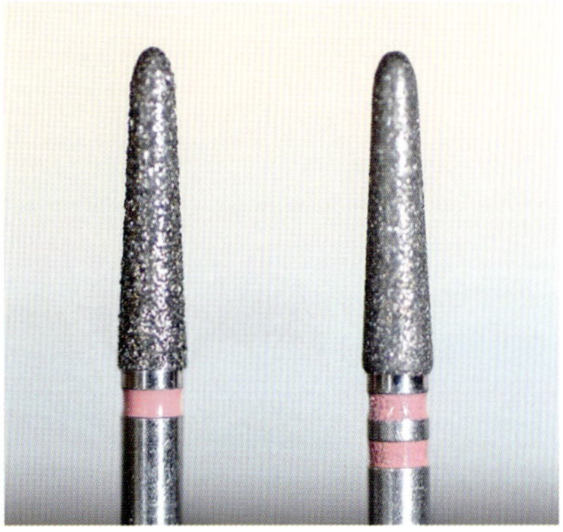

그림 6-1. 축면 형성용 : 두꺼운 round end taper bur(선단 타원형)(regular, fine).

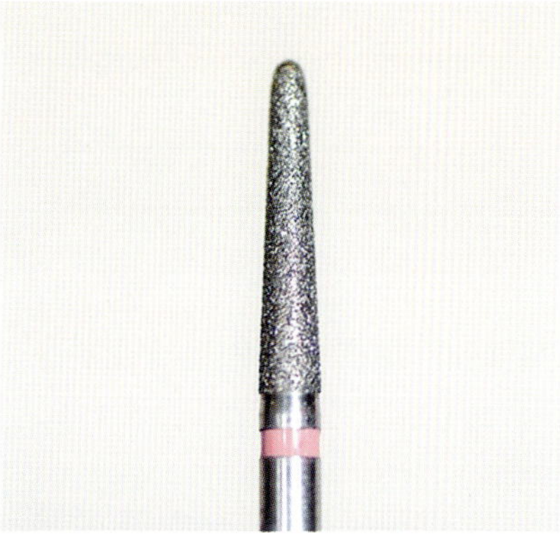

그림 6-2. 축면 형성용 : 중간 두께의 round end taper bur(선단 타원형)(fine).

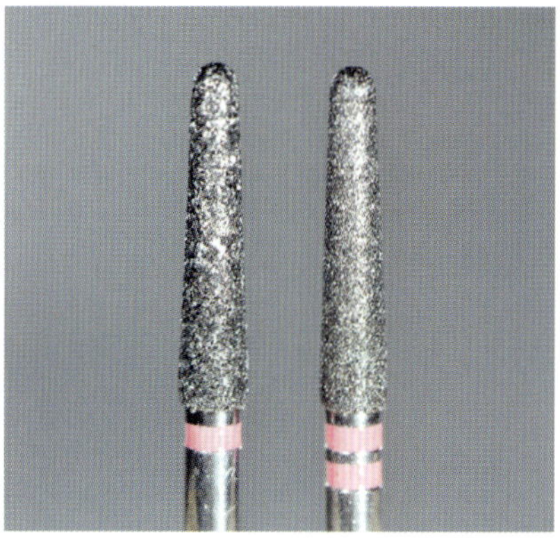

그림 6-3. 축면 형성용 : 두꺼운 round end taper bur(선단 반원형)(regular, fine).

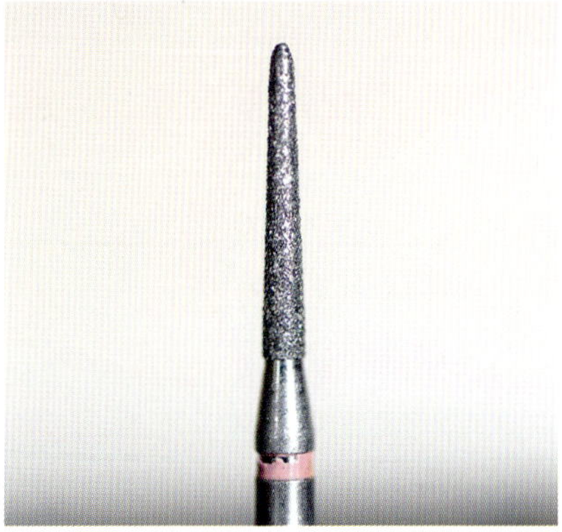

그림 6-4. 축면 형성용 : 두께가 가는 round end taper bur(선단 타원형)(fine).

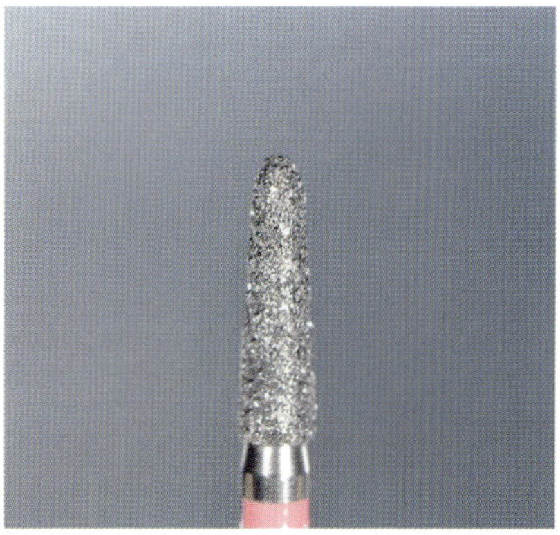

그림 6-5. 대구치부 원심축면용 : 두껍고 짧은 round end taper(선단 타원형).

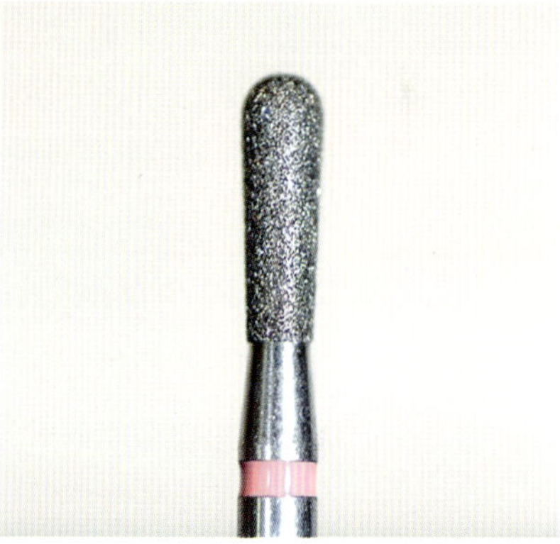

그림 6-6. 구치부 교합면용 : pear-shaped(두꺼운 타입). 가는 타입도 사용.

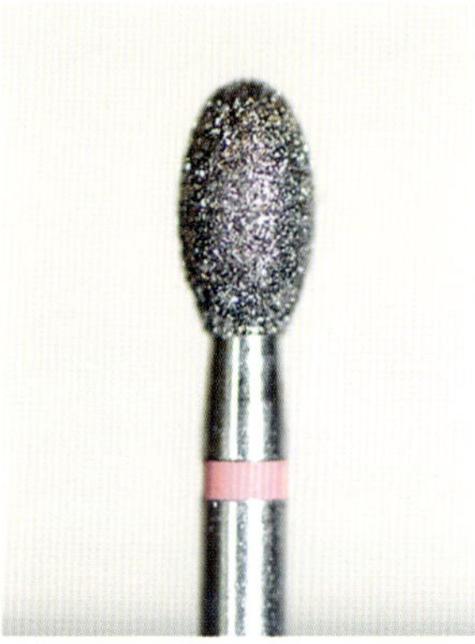

그림 6-7. 전치 설면용 : football-shaped.

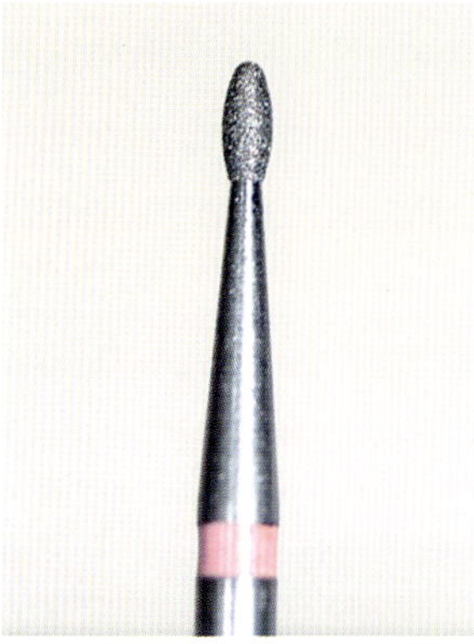

그림 6-8. 교합조정용 : football-shaped(극소).

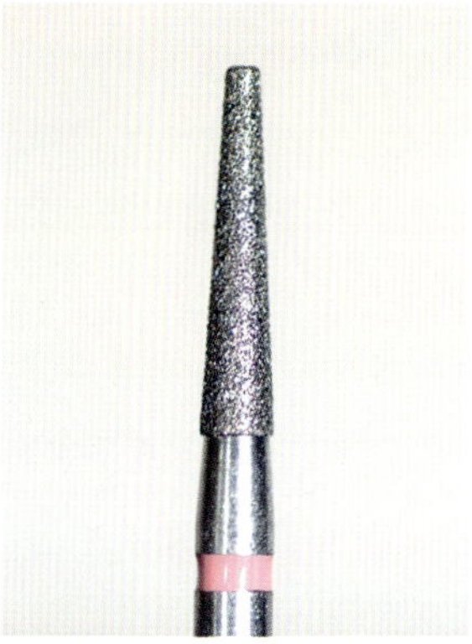

그림 6-9. Grooving용 : flat end taper type.

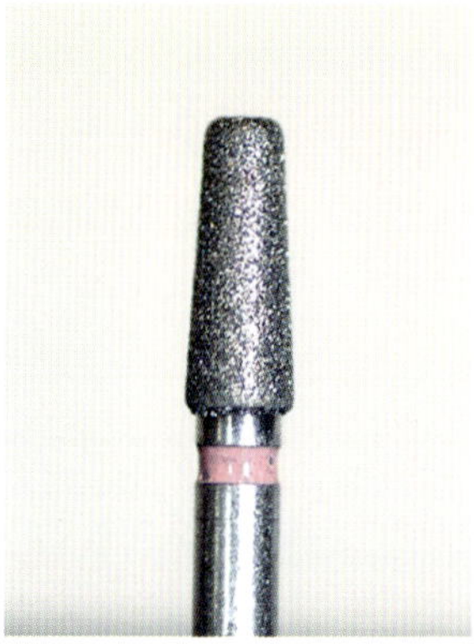

그림 6-10. Onlay 형성용 : flat end taper corner round type(짧다).

우리들은 regular bur를 rough reduction에 사용하고 마무리에 fine bur를 사용한다.
표 3에 각종 버를 소개한다.

역학적 고려사항

수복물에 가해지는 교합력이 장기간 지속되거나 교두간섭을 일으키면 metal margin의 부적합, porcelain의 파절, 시멘트의 박리·용해와 그에 따른 크라운의 이탈과 이차우식, 식편압입, 치아의 경사이동, 저작계의 부조화, 주위 조직의 손상 등을 초래할 수 있다.

지대치 형성은 수복물의 형태를 규정하므로 지대치 형성에 관한 역학적 배려는 매우 중요하다. 수복물에 가해지는 교합력을, 응력을 분산시키면서 최소의 힘으로 저지하려면, 물론 모든 지대치 형성상의 주의점이 해당되지만, 그림 7–1에 소개하는 5가지에 초점을 맞춰 하나씩 자세히 소개하도록 한다.

① 활택한 축면과 마진이 자연스럽게 이어지도록 한다.

② 모든 면각을 매끈하게 정리한다.

'지대치 형성의 마무리'(60쪽)에 자세히 소개한다.

③ 마진부를 형성할 때는 deep chamfer나 shoulder 형태로 하고 힘을 수용할 곳을 만든다.

교합압이 가해지는 마진부는 교합압을 가능한 한 직각(평면)으로 수용하고 압축압에 강한 porcelain의 물리적 특성을 활용한다(그림 7–2). 'Porcelain Supporting Structure'(54쪽)에 자세히 소개한다.

④ 교두(절단)를 둥글게 처리하고 대구치는 교두가 대합하는 치아의 와를 향하도록 한다.

축면의 풍융, 교두의 면은 모두 supporting curve이고 저작 연하 시 parafunction일 때에 모든 방향에서 가해지는 응력을 수용할 수 있도록 각을 정리하고 형태를 완만하게 형성한다. 또한 힘이 치아의 장축 방향으로 가해지도록 지대치의 교두는 대항하는 치아의 와를 향하고, 대항하는 치아의 교두가 지대치의 중심와 구(NY groove)를 향하도록 형성하고, 힘의 측방 성분을 제거해 압축 성분으로 하면(shear stress에 저항한다) 힘에 대응할 수 있다(그림 7–3).

물론 지대치는 원래 있던 치아와 유사한 형태로 형성하고 크라운 표면에 있는 porcelain 등을 가능한 한 균등한 두께로 감싸듯이 처리해 강도를 보증한다.

⑤ 교합면은 충분히 삭제하고 중심와에 홈(NY groove)을 만들어 2면 형성한다.

교합면의 충분한 삭제는, 중심교합위에서 안정적인 3점 접촉을 회복하기 위해서도, maintenance할 때에 교합조정을 보증하기 위해서도 중요하다.

또한 교합면을 2면 형성하면 측방편심위에서 교두간섭을 제거하고 나아가 비기능측 교두에 활주 간격을 만들 수 있어 퇴로(spillway) 형태를 얻을 수 있고 교합력에도 신경을 쓸 수 있다.

① 활택한 축면과 마진을 자연스럽게 연결한다.

② 모든 면각을 완만하게 정리한다.

③ 마진부를 형성할 때는 강한 chamfer 형태나 shoulder 형태로 재현해 힘을 수용하는 부위를 만든다.

④ 교두(절단)는 둥글게 처리하고 대구치는 교두가 대항하는 치아의 와를 향하도록 한다(cusp to fossa).

⑤ 교합면은 충분히 삭제하고 중심와에 함몰(NY groove)을 만들어 2면 형성한다.

그림 7-1. 지대치 형성에 관한 역학적 고려사항.

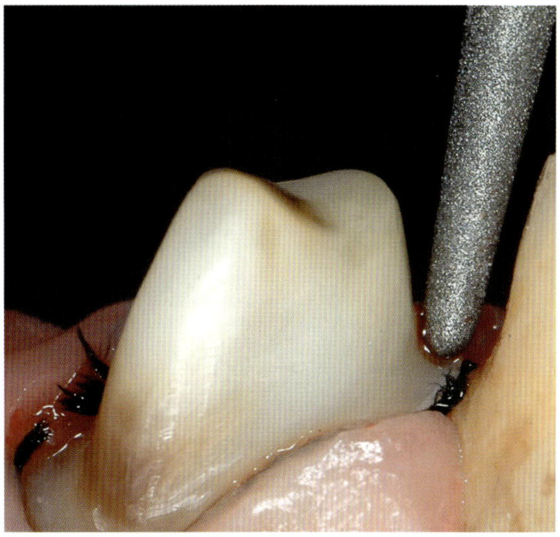

그림 7-2. 교합압이 가해지는 마진부는 가능한 한 직각(평면)으로 교합압을 수용하듯이 형성한다.

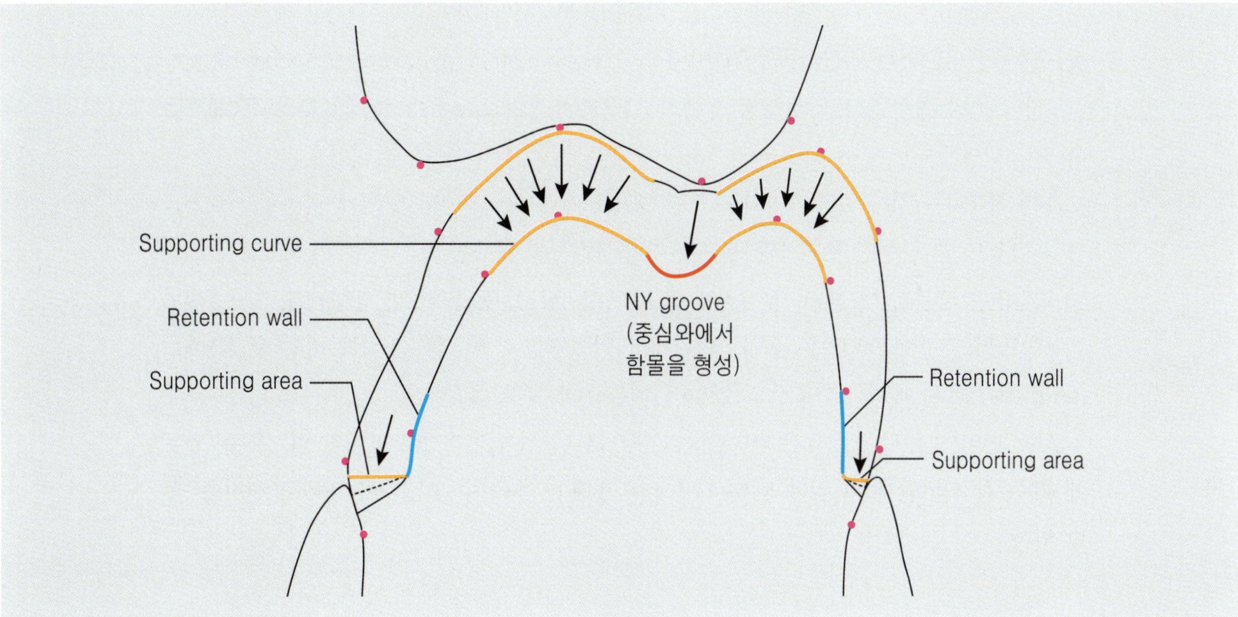

그림 7-3. 지대치의 교두부를 둥글게 처리하고 대구치부는 교두가 대합치의 와를 향하도록 한다. 교합면은 충분히 삭제하고 중심와에 함몰(NY groove)을 만든다.

지대치 형성의 마무리

1) 지대치 형성 시 선각·점각을 둥글게 마무리한다

형성된 면과 면이 교차한 부분은 선각, 3개의 형성면이 만나 만들어지는 부분을 점각이라 한다. 선각과 점각이 예리한 경우에는 세라믹 등 수복물의 종류에 따라 그 곳에 응력을 집중시키고 수복물의 강도 저하에 영향을 미친다. 따라서 세라믹 수복물은 지대치 형성할 때 그 곳을 둥글게 마무리할 필요가 있다(그림 8).

최근 주목을 받는 CAD/CAM 수복물도 지대치 형성할 때 예리한 선각·점각에 주의가 필요하다. Zirconia 크라운을 예로 들면 zirconia frame은 주로 반소결 또는 미소결의 zirconia block을 절삭, 소결해 제작한다. 선단 직경이 0.8~1.0mm인 밀링버를 사용해 블록을 절삭하므로 그 직경보다 작은 요철은 재현이 불가능하다. 따라서 지대치에 뚜렷한 선각·점각이 존재하면 블록 내면을 적절하게 절삭하기가 어렵고 코핑 내부를 과잉 절삭하게 된다. 특히 변연융선, 교두, 절연 등의 선각과 점각은 지대치 형성할 때 둥글게 마무리한다.

한편 전부 주조관이나 PFM 크라운의 경우는 강도의 문제라기보다 오히려 기공 조작이나 수복물의 적합을 좋게 하기 위해 지대치를 형성할 때 선각·점각을 둥글게 처리한다. 예리한 선각·점각이 존재하면 석고를 주입할 때 그 곳에 기포가 들어가고 만약 기포가 들어가지 않았더라도 지대치 모형을 다룰 때 예리한 부분이 파손되면 수복물의 부적합으로 이어진다. 그리고 왁스 패턴에도 기포가 잘 들어가므로 주조물에 기포 주머니를 만들거나 수복물의 완전한 안착(seating)을 방해한다.

2) 형성면의 마무리(표면 상태)

회전 절삭기구로 형성한 면(특히 축면)의 거칠기는 시멘팅이나 크라운의 유지력에 영향을 미친다고 생각되어 몇 가지 연구가 시도되어 왔다. 형성면의 거칠기(활택한가, 거친가)와 유지력의 관계는 시멘트의 종류에 따라 다르다고 생각한다.

Smith(1970)는 인산아연시멘트를 사용했을 때에 지대치 표면의 거칠기는 유지력에 영향을 미치지 않았다고 결론지었는데, 그 후 연구(Tjan, 1986; Felton, 1987; Ayad, 1997; Tuntiprawon, 1999)에서는 인산아연시멘트를 사용했을 때 어느 정도의 거칠기는 유지력을 높인다고 보고했다. 다만 앞의 Smith 논문의 결과를 자세히 살펴보면, rough와 fine에서는 유지력에 큰 차이가 없지만 smooth에서는 rough와 fine에 비해 낮은 경향을 보였다. 인산아연시멘트의 유지 기구는 기계적 감합에 크게 의존하므로 형성면의 거칠기의 차이가 큰 영향을 미치는 것 같다.

접착성 시멘트(폴리카르복시레이트, 글래스아이오노머, 레진시멘트)를 사용한 경우 Tjan(글래스아이오노머), Ayad(글래스아이오노머, 레진시멘트)는 지대치의 거칠기가 유지력에 영향을 미치지 않았다고 한다. 한편 Tuntiprawon은 거칠기가 유지력을 높였다고 보고했다. Tjan은 직접 지대치에 왁스업, Ayad는 실리콘 인상 후 모형에 직접 왁스업해 실험을 했는데, Tuntiprawon은 모형에 die spacer를 4회 도포해 왁스업했다. 그래도 표면 거칠기가 유지력을 높였다고 결론지었고 접착성 시멘트를 사용한 경우에는 거칠기와 유지력의 관계가 결정적이지 않은 것 같다.

마진의 적합성에 대해 Tjan은 지대치를 매끈하게 형성하면 수복물의 마진은 적합이 개선된다고 보고했다. 한편 Tuntiprawon은 거친 바이아몬드버(120㎛ grit size)로 축면을 형성했을 때와 가는 다이아몬드 버(50㎛ grit size)로 형성했을 때 마진의 적합에 큰 차이가 없었다고 한다. 앞에 언급했듯이 die spacer를 4회 도포한 것이 어떤 영향을 끼쳤을 지도 모른다.

접착성 시멘트를 많이 사용하는 현재의 수복치료에서 지대치의 거칠기와 유지력에 직접적인 관련을 찾아볼 수 없다. 수복물의 적합성도 고려해 면을 활택하게 마무리하는 것이 좋다고 생각한다.

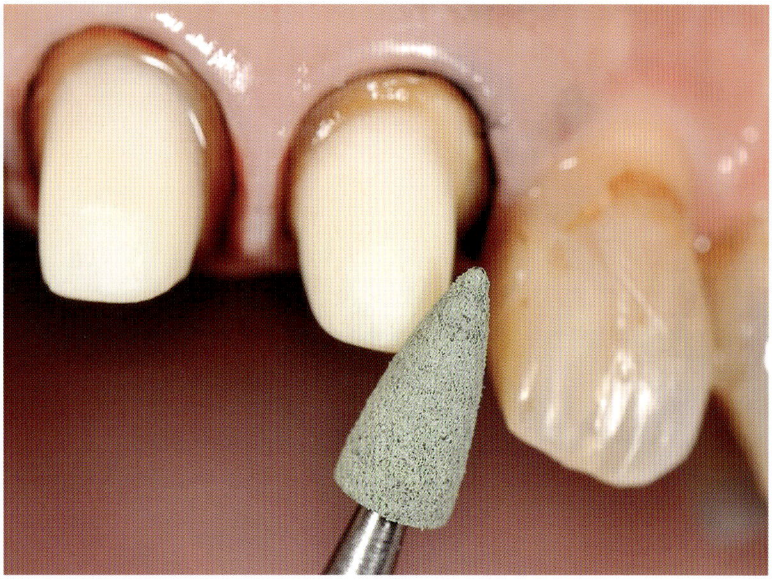

그림 8. 선각과 점각이 예리하면 그 곳에 응력이 집중되어 수복물의 강도가 떨어질 수 있으므로 지대치를 형성할 때 선각과 점각을 둥글게 정리하고 표면을 활택하게 마무리한다. 변연융선, 교두, 절연 등의 선각과 점각에 특히 주의한다.

Finishing Line의 형성

Finishing line에서는 파도 형태의 불규칙한 선이 아니라 매끈하게 연결한 선이 중요하다. 치근면은 미리 청소하고 큐렛 등으로 활택하게 정리하고 오염이 없는 상태로 마무리한다. 법랑돌기(enamel projection)도 제거하고(그림 9-1, 9-2) 매끈하게 연결한다.

1) 버(회전 절삭기구)로 finishing line을 형성한다

회전 절삭기구를 사용해 finishing line을 형성할 때 버(특히 선단)의 평행성을 유지하면서 삼차원적으로 정확하게 동작을 조절할 필요가 있다. 여기에서 말하는 삼차원적 조절이란 ① 변연치은의 형태를 추종하듯이 순설면과 인접면으로 만들어지는 치은선의 업다운을 따라 버를 근원심적·장축 방향으로 조작하고, ② 적절한 finishing line 형태를 재현하기 위한 형성 한계 부근에서 균일한 치질 삭제를 가리킨다.

회전 절삭기구를 사용할 때 ①에서 버가 미끌어져 finishing line이 불규칙해질 수 있다. 또한 ②에서 chamfer bur를 사용하면 삭제량이 증가해 ripping(J-margin)이 만들어지고 그 곳에서 수복물이 부적합해질 수 있다.

치은연하에 finishing line을 설정하는 경우는 버에서 변연치은과 거리를 두어 손상의 기회를 없애도록 신경 써야 한다. 보통 이 조작은 압배사를 사용해 치은압배하고 기구로 변연치은을 보호하는 조작을 병행한다. 그래도 내연상피를 훼손하기도 하고 창상부의 조기치유를 위해 rotary curettage bur를 고안한 적도 있다.

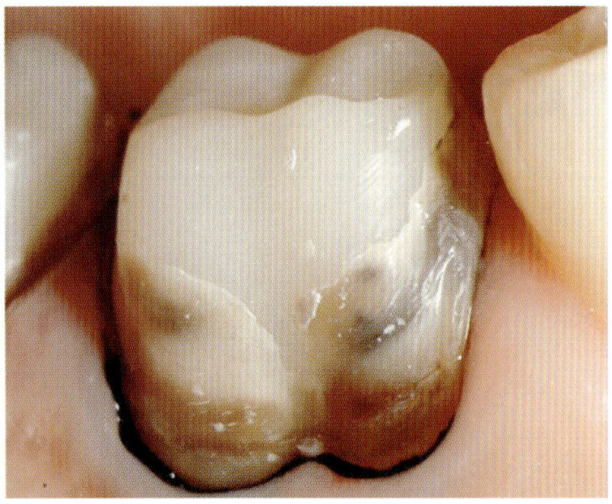
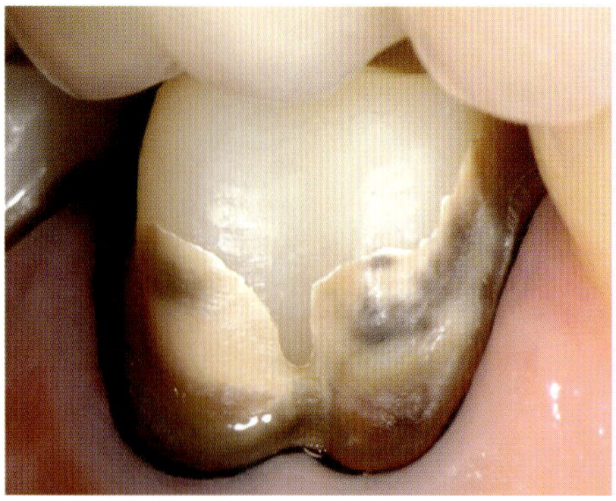

그림 9-1, 9-2. 협측 중앙부에 법랑돌기(enamel projection)가 존재하므로 매끈하게 연결된 finishing line을 얻을 수 없다(9-1). 따라서 눈이 고운 버로 꼼꼼하게 법랑돌기를 제거하고 finishing line을 정돈한다(9-2)

이상과 같이 finishing line을 회전 절삭기구인 버만 사용해 형성하는 데 한계가 있고 다른 기구를 사용하거나 다른 방법을 병용할 필요가 있다고 생각한다. 즉 마무리할 때는 hand instrument처럼 fine control이 가능한 기구가 필요하다.

2) Hand instrument에 의한 형성

Hand instrument 중에 chisel가 있는데, 형성면이 비교적 양호하고 smooth하다고 하지만, 조작 방향이나 힘을 가하는 방향에 따라 부주의하게 미끌어져 변연치은을 훼손할 수 있으므로 신중한 사용이 필요하다. 게다가 finishing 형태를 chamfer로 형성할 때는 개략적 형성에 사용하는 버의 선단과 같은 형태의 chisel을 구하기가 곤란하므로 full veneer 크라운의 지대치 형성에 chisel을 사용하는 것은 한계가 있다고 생각한다.

이에 대해 형성에 사용하는 버를 홀더로 잡고 finishing line을 줄질하듯이 hand control하는 방법은 마무리 형태를 확실하게 재현할 수 있고, finishing line의 연속성도 달성할 수 있으며, 치은구 내연을 훼손하는 일도 거의 없으므로 임상에 적합하다고 생각한다(그림 9-3). 다만 절삭 효율이 떨어지므로 finishing line을 대폭으로 수정할 때에는 시간이 걸린다. 개략적으로 형성해 일정 수준까지 완성된 경우에는 위에 소개한 방법이 상당히 효과적인 finishing line 형성법이다.

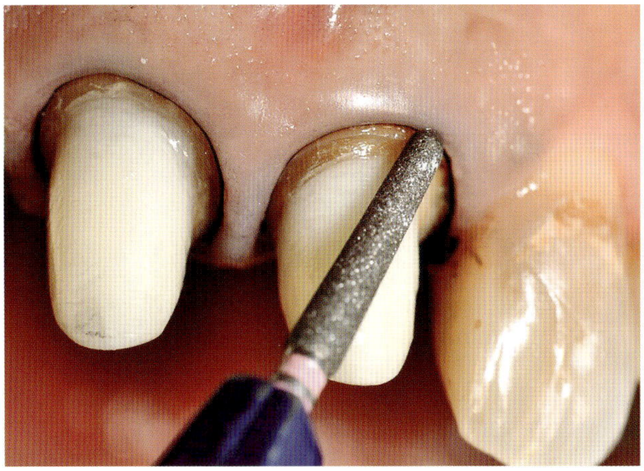

그림 9-3. 직접 제작한 그립에 마진 형성에 사용한 fine bur를 장착하고 finishing line부를 파일링. 기성품으로 Comet Sonic Harmony(SF979-016, 모모세치과상회)가 있다(에어 스켈러용 Sonic Tips를 핸들에 연결한 것).

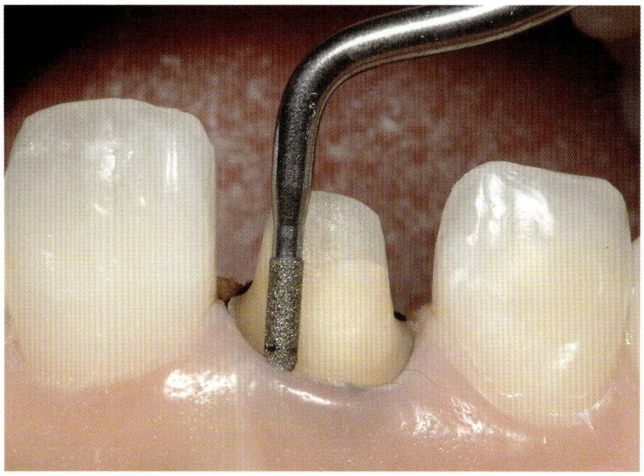

그림 9-4. 초음파 절삭기구로 finishing line을 형성한다.

3) 초음파 절삭기구로 형성한다

Hand instrument 형성법보다 절삭 효율이 좋고 음파 또는 초음파 절삭기구를 사용하는 형성법이 있다(그림 9-4). 구강외과 영역에서 이 장치는 경조직만 절삭하고 연조직에 손상을 거의 가하지 않는다. 이 특성을 이용하면 내연상피에 상처를 주지 않고 안전하게 치은연하에 형성할 수 있다.

Massironi(2007)에 따르면 음파·초음파 절삭기구 모두 표면을 활택하게 완성한다고 한다. 두 방법의 차이는, 음파 절삭기구는 칩 전체가 미세하게 진동하는 데 반해 초음파 절삭기구는 칩 선단만 미세하게 진동하면서 절삭한다는 것이다. 또한 전자는 묵직한 느낌이 있지만, 후자는 가볍다.

조작의 용이성과 칩 선단의 시야 확보를 고려해 필자(미나미)는 초음파 절삭기구를 즐겨 사용한다. 현재 칩 선단의 형태가 다양하지 않으므로 더 다양한 기자재의 발전을 기대해 본다.

초음파 절삭기구를 사용할 때는 기자개를 켠 상태에서 같은 부위에 계속 대고 있으면 치질이 깍이지 않는 것 같지만 계속 깍여 과잉 삭제의 가능성이 있으므로 주의한다.

참고문헌

1) Jorgensen KD. The relationship between retention and convergence angle in cemented veneer crowns. *Acta Odontol Scand.* 1955; **13**(1): 35-40.

2) el-Ebrashi MK, Craig RG, Peyton FA. Experimental stress analysis of dental restorations. IV. The concept of parallelism of axial walls. *J Prosthet Dent.* 1969; **22**(3): 346-353.

3) Rosenstiel SF, Land MF, Fujimoto J. Contemporary fixed prosthodontics. 4th ed. Mosby, 2006.

4) Owen CP. Retention and resistance in preparations for extracoronal restorations. Part II: Practical and clinical studies. *J Prosthet Dent.* 1986; **56**(2): 148-153.

5) Smith CT, Gary JJ, Conkin JE, Franks HL. Effective taper criterion for the full veneer crown preparation in preclinical prosthodontics. *J Prosthodont.* 1999; **8**(3): 196-200.

6) Dodge WW, Weed RM, Baez RJ, Buchanan RN. The effect of convergence angle on retention and resistance form. *Quintessence Int.* 1985; **16**(3): 191-194.

7) Shillingburg HT, Hobo S, Whitsett LD, Jacobi R, Brackett SE. Fundamentals of fixed

prosthodontics. 3rd ed. Quintessence, 1997; 120, 139-142, 151-152.

8) Goodacre CJ, Campagni WV, Aquilino SA. Tooth preparations for complete crowns: an art form based on scientific principles. *J Prosthet Dent.* 2001; **85**: 363-376.

9) Eames WB, O'Neal SJ, Monteiro J, Miller C, Roan JD Jr, Cohen KS. Techniques to improve the seating of castings. *J Am Dent Assoc.* 1978; **96**: 432-437.

10) 桑田正博 . 金属焼付ポーセレンの支台歯マージン部における材料の構成と適合確率について . 歯界展望別冊 / クラウンブリッジのプレパレーション . 医歯薬出版 , 1978; 119-147.

11) 桑田正博 . 金属焼付ポーセレンの理論と実際 . 医歯薬出版 , 1977.

12) 桑田正博 . カラーアトラス　セラモメタルテクノロジー 1. 医歯薬出版 , 1982.

13) 西川義昌 . NY Groove. ザ・クインテッセンス . 2009; **28**: 3-5.

14) 南　昌宏 . 最新装置が支台歯形成を変える . *QDT.* 2012; **37**: 22-38.

15) Smith BG. The effect of the surface roughness of prepared dentin on the retention of castings. *J Prosthet Dent.* 1970; **23**(2): 187-198.

16) Tjan AH, Sarkissian R. Effect of preparation finish on retention and fit of complete crowns. *J Prosthet Dent.* 1986; **56**(3): 283-288.

17) Felton DA, Kanoy BE, White JT. The effect of surface roughness of crown preparations on retention of cemented castings. *J Prosthet Dent.* 1987; **58**(3): 292-296.

18) Ayad MF, Rosenstiel SF, Salama M. Influence of tooth surface roughness and type of cement on retention of complete cast crowns. *J Prosthet Dent.* 1997; **77**(2): 116-121.

19) Tuntiprawon M. Effect of tooth surface roughness on marginal seating and retention of complete metal crowns. *J Prosthet Dent.* 1999; **81**(2): 142-147.

20) Ayad MF, Rosenstiel SF, Hassan MM. Surface roughness of dentin after tooth preparation with different rotary instrumentation. *J Prosthet Dent.* 1996; **75**(2): 122-128.

21) Ayad MF, Johnston WM, Rosenstiel SF. Influence of dental rotary instruments on the roughness and wettability of human dentin surfaces. *J Prosthet Dent.* 2009; **102**(2): 81-88.

22) Laufer BZ, Pilo R, Cardash HS. Surface roughness of tooth shoulder preparations created by rotary instrumentation, hand planing, and ultrasonic oscillation. *J Prosthet Dent.* 1996; **75**(1): 4-8.

23) Sous M, Lepetitcorps Y, Lasserre JF, Six N. Ultrasonic sulcus penetration: a new approach for full crown preparations. *Int J Periodontics Restorative Dent.* 2009; **29**(3): 277-287.

24) Massironi D, Pascetta R, Romeo G. Precision in dental esthetics. Quintessenza Edizioni, 2007.

COLUMN

버를 잡는 자세

매끈한 면, finishing line을 형성하려면 섬세한 bur control은 지대치 형성에서 반드시 필요한 요건이다. 그때 핸드피스를 잡는 자세도 올바른 지대치 형성의 근간을 이룬다고 생각한다.

핸드피스를 잡는 자세는 술자의 취향, 습관이 다르므로 임상에서 다양한 형태를 볼 수 있다(그림 A-1). 아류법을 이용해 버를 적절하게 조절할 수도 있겠지만, 진료의 효율성과 모든 사람이 그 방법을 재현할 수 있을지 생각하면 어려운 부분도 많으므로 기본 파지법을 익히는 것이 중요하다.

기본 파지법은 엄지, 검지, 중지 3개의 손가락과 엄지와 검지사이에 움푹 파인 곳으로 핸드피스를 잡고 나머지 손가락이 레스트를 만들도록 한다(그림 A-2). 이 방법은 핸드피스의 움직임을 안정시키고 섬세한 bur control을 가능하게 만든다.

형성면을 활택하게 완성하려면 손가락 끝의 회전을 사용해 절삭하기보다 손가락 3개를 자연스럽게 펴 힘을 빼 고정하고 손목도 고정하고 팔꿈치를 축으로 크게 회전하듯이 절삭한다. 손가락은 섬세하게 수정할 때만 사용하고 회전을 최소화한다.

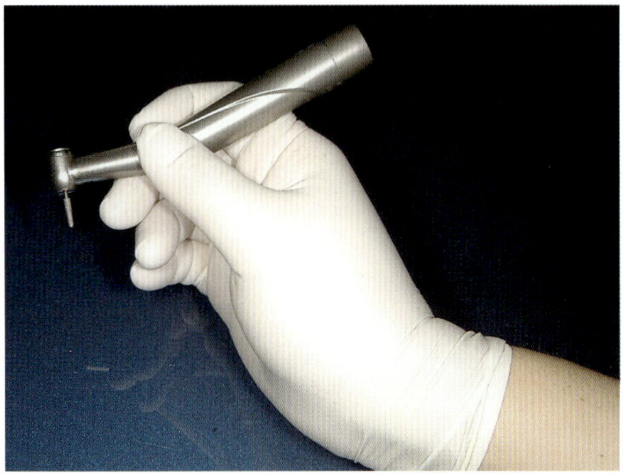

그림 A-1. 아류법으로는 bur control이 곤란하다.

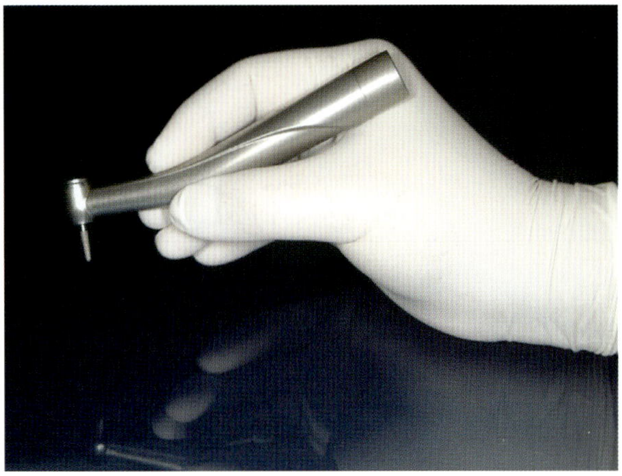

그림 A-2. 기본 파지법. 엄지, 검지, 중지와, 엄지와 검지 사이의 움푹 파인 곳으로 버를 잡고 나머지 손가락으로 레스트를 만들듯이 쥔다.

Chapter 4

구치부 전부 크라운의 지대치 형성

구치부 전부 크라운의 지대치 형성에 관해 하악 제1 대구치를 예로 들어 협설측면(기능측·비기능측), 근원심·인접면, 교합면으로 나눠 해설한다.

구치의 장축 방향

1) 구치의 장축 방향

치아의 장축 방향이란 수직선에 대한 치아의 협설적 경사 각도이며 23쪽에 소개한 Dempster의 값을 참고한다.

치아의 장축 방향은 하악에서는 제2소구치 후방의 치아가 협설적으로 설측(내측)으로 경사져 있다. 상악 구치부에서는 기능교두가 하악 중심와를, 하악의 기능교두가 상악의 중심와를 향하므로 협측(외측)으로 경사져 있다. 하악 구치부에서는 내측익돌근의 주요 주행 방향에 일치하는 치축에 배치되므로 교합력에 대해 충분히 저항할 수 있다.

Dempster의 계측을 인용하면 하악은 제2소구치에서 10.1°, 제1대구치에서 12.8°, 제2대구치에서 25.4° 내측으로 경사져 있다. 제2소구치 후방에 있는 치아는 지대치 형성의 제1면을 내측으로 경사지게 설정하는 것은 제1면을 치아의 장축 방향에 맞춰 교합력에 대해 수복물이 구조역학적으로 가장 저항력을 발휘하는 형태를 얻기 위해서이다(Dawson, 2007). 하악 구치부의 내측 경사는 Monson 구면설에 의한 Wilson 만곡을 보아도 알 수 있고 구치부의 하악골체 치조부도 내측으로 경사져 있고 이것을 뒷받침한다(그림 1-1).

한편 상악 구치부는 제1대구치 협측원심근을 제외하고 모두 외측으로 경사져 있다. 상악 소구치부의 장축은 교합평면에 대해 가장 수직에 가깝게 배열되어 있다.

2) 제1대구치의 장축 방향

하악 제1대구치 근심근의 설측경사에 관해 Dempster(−12.8°)와 Kraus(−20°)가 계측한 값에 차이가 있지만, 본서에서는 Dempster의 −12.8°를 사용하고 싶다. 왜냐하면 상하악의 제1대구치가 서로 감합했을 때에 상악의 기능교두가 하악의 중심와를 향하고, 하악의 기능교두가 상악의 중심와를 향하는 것이 역학적으로 가장 안정적인 방향이라고 생각하기 때문이며 동시에 Dempster의 말을 인용하면 상악 제1대구치 설측근의 각도가 13°이고, 하악 근심근의 −12.8°와 거의 동일하고 모순이 없기 때문이다(그림 1-2). 치아의 장축 방향이 지대치 형성의 기본이 되는 제1면의 기준 방향이 된다.

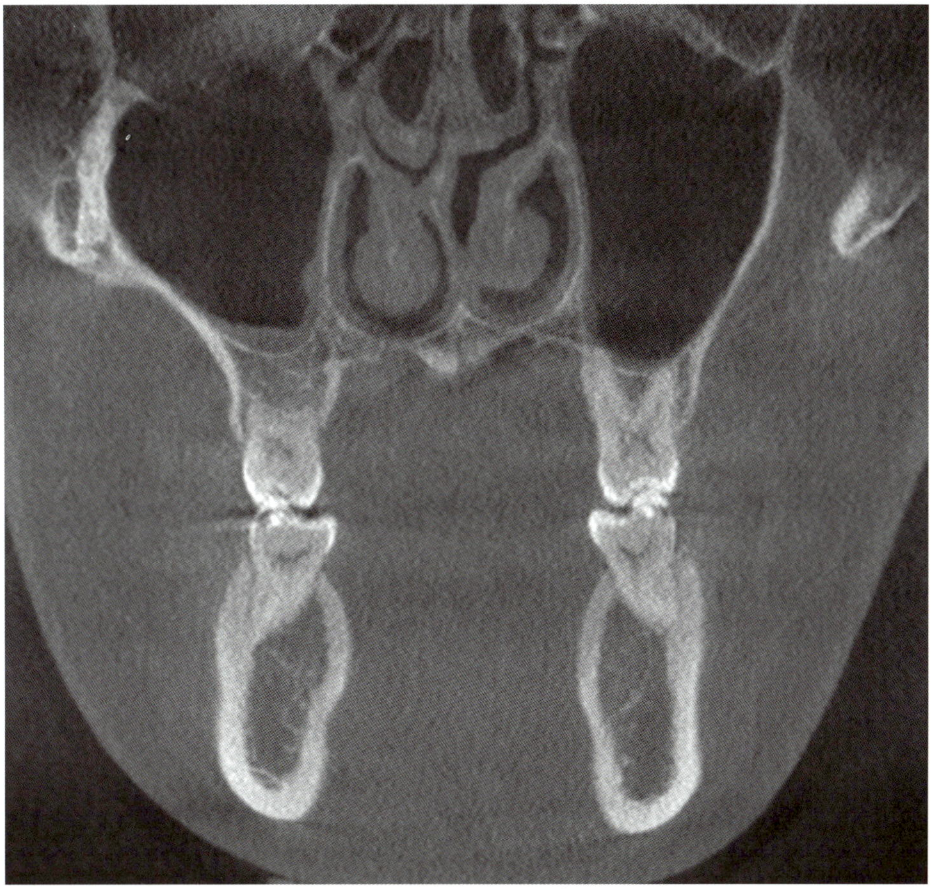

그림 1-1. CT의 전두단 영상에서 하악 제1대구치의 내측 경사를 확실하게 볼 수 있다.

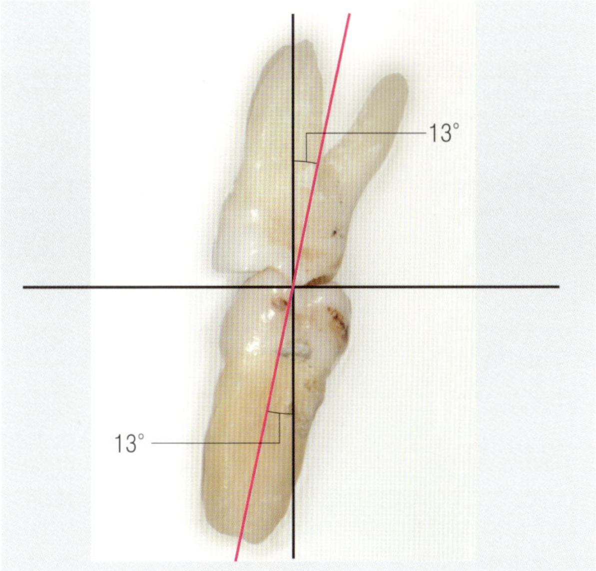

그림 1-2. 제1대구치에서 치아의 장축. 상하악의 장축 방향이 거의 일치하고 상악의 기능교두가 하악의 중심와를 향하고, 하악의 기능교두가 상악의 중심와를 향하는, 가장 안정적인 방향임을 엿볼 수 있다.

하악 제1대구치의 형성

1) 기능측(협측) 형성(그림 2-1~2-4)

① 제1면

하악 제1대구치 기능측(협측)의 제1면은 치아의 장축 방향을 기준으로 한다.

치아의 장축 방향(15°)은 수직선에 대한 협설적 경사각이므로 수직선을 기준으로 제1면의 각도를 결정하는데, 치조부 점막의 경사와 거의 일치하므로 그것을 참고로 결정한다. 제1면을, 하악 제2소구치 후방치에서는 내측 경사, 상악 구치부에서는 외측 경사시키면 외부 힘에 대해 최대의 저항력을 얻을 수 있다. 설측 교두정이 낮은 위치에 있으므로 음식을 혀에서 occlusal table로 운반할 수 있다(Dawson, 2007).

이 장축 방향을 기본으로 한 두 인접면을 포함하는 서로 마주보는 4개의 제1면을 이용해 크라운의 최대 유지 형태를 달성한다(retention wall).

② 제2면

제2면은 해부학적 치아의 외형 풍융을 따라 형성한다. 이것은 협측 치경 기준점에서 협측 중앙 기준점에 이르는 협측 중앙 기준면(contour guide line과 일치)이라 부르는, 치관의 넓은 면적을 차지하는 거의 평평한 면과 평행한 형성면이 된다.

③ 제3면

제3면은 협측 중앙 기준점에서 교두를 향하는 자연치의 외형보다 더 인위적으로 강하게 내측 경사시킨다. 이것은 교합력에 의해 수복물이 파손되지 않도록 저항 형태를 만들기 위

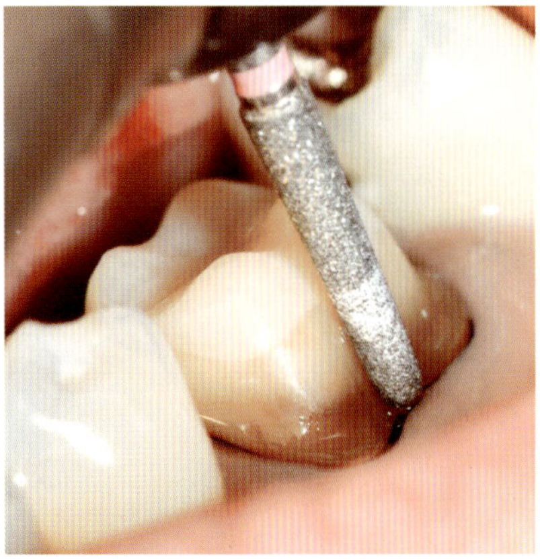

그림 2-1. 기능측 제1면의 형성. 치종의 장축 방향을 기준으로 정한다.

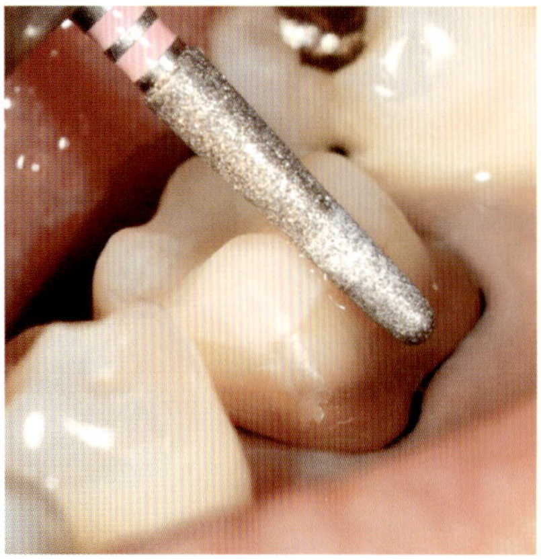

그림 2-2. 기능측 제2면의 형성. 인접치의 중앙 기준면이나 유리치은 상방의 측방면(contour guide line)에 맞춘다. 여기는 35°.

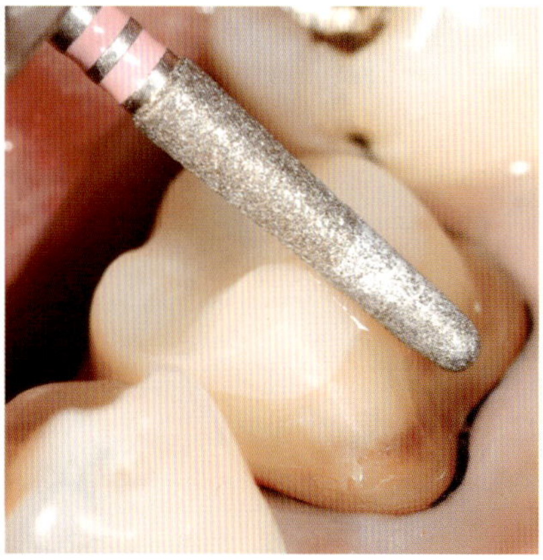

그림 2-3. 기능측 제3면의 형성. 교두 기준면을 기준으로 정하고 경사를 다소 강하게 준다. 여기는 65°.

해서이다. 강조하듯이 내측을 삭제하면 지대치의 교두정 위치는 원래 교두정이 있던 위치보다 더 내측에 온다.

제3면은 다른 두 면과 달리 교두에서 비슷한 형태가 되어 교합면부로 이행하므로 면이 평평하지 않다. 하악 제1대구치에서는 협면구부가 가장 낮고 교두부를 향해 일어나 인접면 변연융선부를 향해 내려오는 산의 형태를 보인다. 교두부는 대합치의 와를 향하듯이 배치한다. 협면구부를 다소 깊게 삭제하면 자연스러운 크라운을 제작할 수 있다(그림 2-5, 2-6).

형성 후에 협설측 교두 간 거리가 지나치게 넓은 경우에는 제1면을 내측 경사시키지 않고 형성했거나 제2면의 삭제가 부족했거나 제3면의 내측 경사가 부족했거나 하는 원인이 있다. 형성 후 협설측 교두 간 거리는 보통 6mm 이하다.

2) 비기능측(설측)의 형성(그림 2-7, 2-8)

① 제1면

비기능측 제1면은 수직선에 대해 약 15° 내측으로 버를 기울여 형성한다. 두 인접면과 협설축면이 이루는 거의 평행한 4면으로 크라운은 최대 유지력을 얻는다(retention wall).

하악 대구치 설측면의 형성은 혀를 배제할 수 없으므로 제1면의 방향을 잘못 계산해 마진부 삭제가 부족해지는 예가 많다. 그렇게 하면 크라운의 마진부는 over contour되고 plaque retention을 일으키기 쉬운 형태가 된다. 반대로 제1면의 방향을 지나치게 의식하면 기능측 제1면 사이에 undercut이 발생한다.

② 제2면

비기능측 제2면은 해부학적 외형의 풍융을 따라 형성한다. 설측 치경 기준점에서 설측 중앙 기준점까지 치관측의 넓은 면적을 차지하는 설측 중앙 기준면(contour guide line과

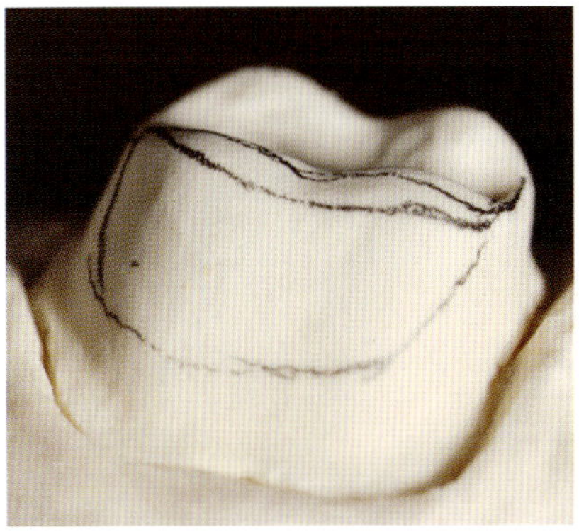

그림 2-4. 협설측 제2면, 제3면은 이렇게 우각부를 통과한 지점에서 사라진다. 그리고 협설측 축면 제1면과 인접면이 retention wall이 되어 크라운의 유지 형태를 발휘한다.

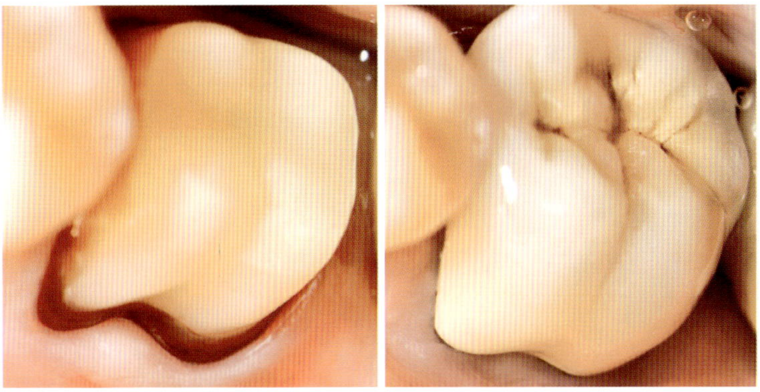

그림 2-5, 2-6. 협면구를 다소 깊게 삭제하면 자연스러운 크라운을 제작할 수 있다(크라운 제작 : KEN-Dental Laboratory · 内海賢二).

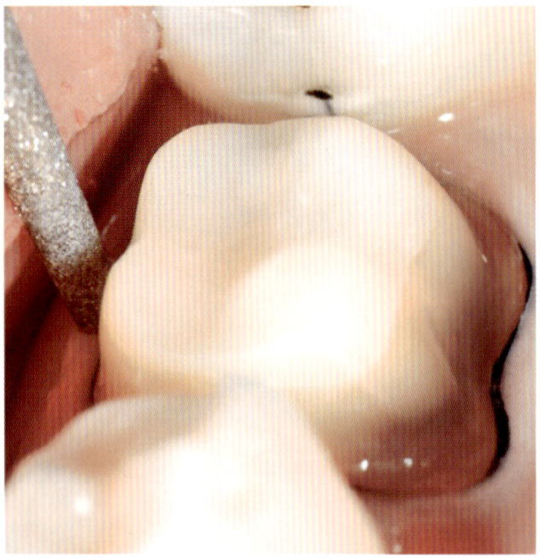

그림 2-7. 비기능측 제1면의 형성. 장축 방향을 의식하면 이렇게 혀를 완벽하게 배제할 수 없어 기술적으로 어려움이 있다.

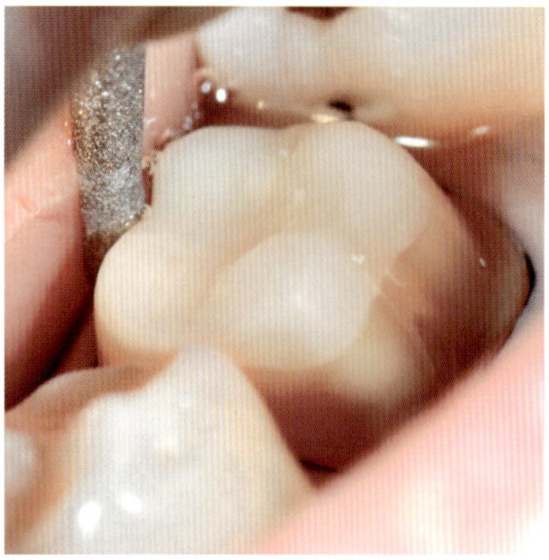

그림 2-8. 비기능측 제2면의 형성. 하악 제1대구치는 이렇게 수직선과 거의 평행하거나 버를 5˚ 기울여 사용한다.

일치)과 평행하게 형성한다.

이 면은 수직선에 대해 거의 평행(5˚)하다. 이것은 치종에 따라 다르므로 '지대치 형성에서 제1면, 제2면, 제3면의 각도'(27쪽)를 참조한다.

제2면을 형성할 때에도 혀를 배제하기가 곤란하므로 방향을 잘못 설계해 삭제량이 많아지는 경향이 있다. 그로 인해 치수가 노출하는 경우는 거의 없지만, 유지력의 저하, 지대치의 구조역학적 약체화가 걱정이다.

Contour guide line과 일치한 중앙 기준면은 넓은 면적을 가지고 그것과 평행하게 형성하는 제2면은 치아의 장축과 각도가 다르다. 치경부측에 높게 존재하는 제1면의 방향을 정확히 인식하지 못하면 제2면을 치아의 장축 방향으로 오해할 수 있다. 실수로 제2면의 경사각을 finishing line부에 형성하면 유지력이 떨어지고 치관측 우각부에서 치수가 노출하는 위험이 높아진다.

③ 제3면

비기능측 제3면은 설측 중앙 기준점에서 교두를 향해 내측으로 경사진 자연치의 외형과 비슷하게 형성한다. 양적으로 소량이지만, 제3면을 부여하면 적절한 교두 간 거리를 얻을 수 있고 구조역학적으로 하중 부담이 없는 안전한 크라운이 완성된다.

제3면은 교두에 비슷한 형태를 유지하면서 교합면부로 이행하므로 평평하지 않고, 하악 제1대구치에서는 설면구부가 가장 낮고 교두부를 향해 올라가다가 인접면 변연융선부를 향해 내려오는 산의 형태를 보인다. 설면구부를 다소 깊게 삭제하면 자연스러운 크라운을 제작할 수 있다. 이 형태를 정확하게 재현하면 음식을 방해받지 않고 occlusal table에 올릴 수 있다(Dawson, 2007).

축면을 적절하게 형성하면 제3면의 정점을 연결한 거리는 5.5~6mm가 되고 이상적인 교두 간 거리를 얻을 수 있다.

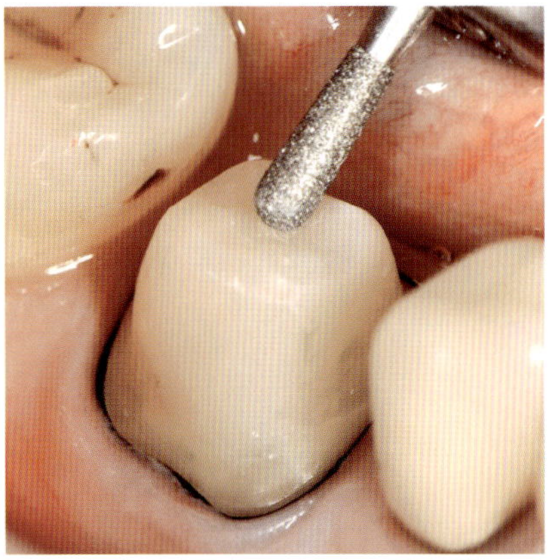

그림 2-9. 교합면 제1면의 형성. 직경이 1.8mm의 가는 pear-shaped bur로 마무리한다. 제1면은 인접치의 융선에 맞춰 버를 배치한다.

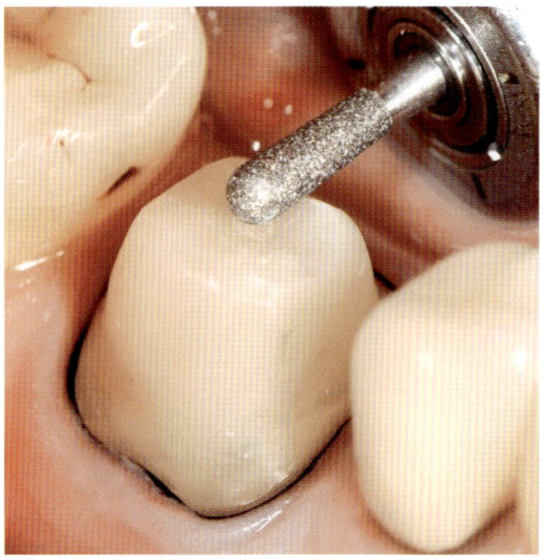

그림 2-10. 교합면 제2면의 형성은 이렇게 거의 수평이 될 정도로 버를 눕혀 교두간섭을 보상한다. 특히 비기능측에서 중요하다.

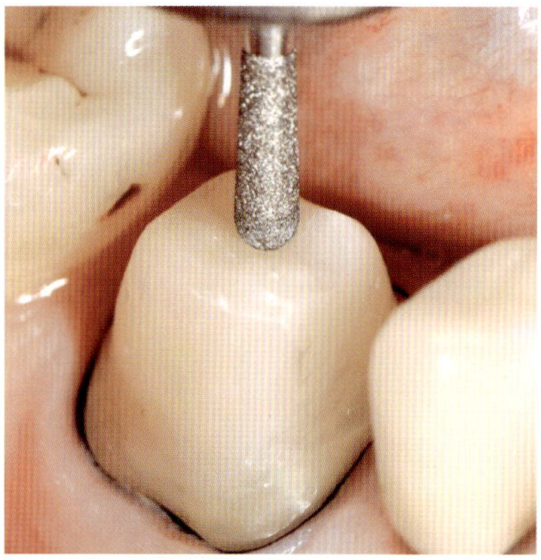

그림 2-11. 교합면 중심와 NY groove의 부여. 치아의 장축 방향을 향해 함몰을 형성한다.

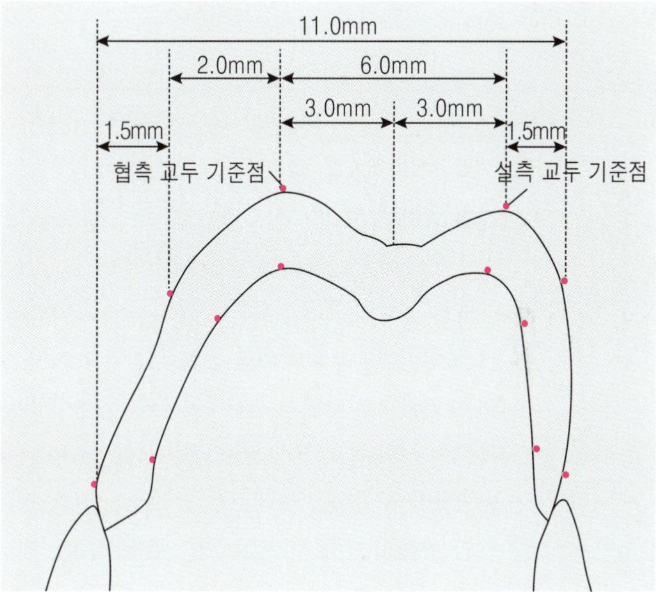

그림 2-12. Three plane concept에서 하악 제1대구치의 각 기준점간 거리. 협설측 교두간 거리는 치관 최대 폭경의 55~60%로 제한한다.

3) 교합면의 형성(그림 2-9~2-11)

대구치의 교합면을 형성할 때는 충분히 삭제하는 것이 중요하다. 그러면 안정적인 centric stop을 얻을 수 있고 교합력에 변형되지 않고 충분한 저항성을 발휘한다. 또한 maintenance할 때에 오랜 기간에 걸쳐 교합을 몇 번이고 조정했더라도 교합면에 천공이 발생하지 않을 정도로 충분한 두께를 확보할 수 있다.

융선에 비슷하게 2면 형성하고 중심와에서는 의도적으로 함몰을 형성한다(NY groove). NY groove를 부여하면 중심교합위에서 안정적인 3점 접촉을 얻을 수 있다. 이 곳은 치수에서 멀리 떨어져 있고 삭제량이 증가해도 치수가 노출할 위험이 낮으므로 충분히 삭제할 수 있다.

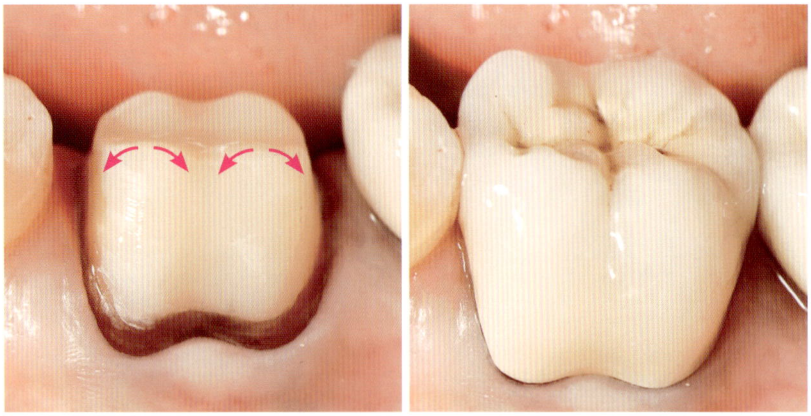

그림 2-13, 2-14. 교합면은 근원심 방향에서 삭제할 때 주의가 필요하다. 하악 제1대구치에서는 설면구부를 가장 낮게 형성하고 교두부를 향해 올라가다가 인접면 변연유선을 향해 내려오는 산의 형태가 된다. 이 사면은 인접치와 조화를 이루는 변연융선이 되어 돌출교두(plunger cusp)를 방지하고 인접치 사이에 퇴로를 만들어 food infection을 방지한다(크라운 제작 : KEN-Dental Laboratory · 内海賢二).

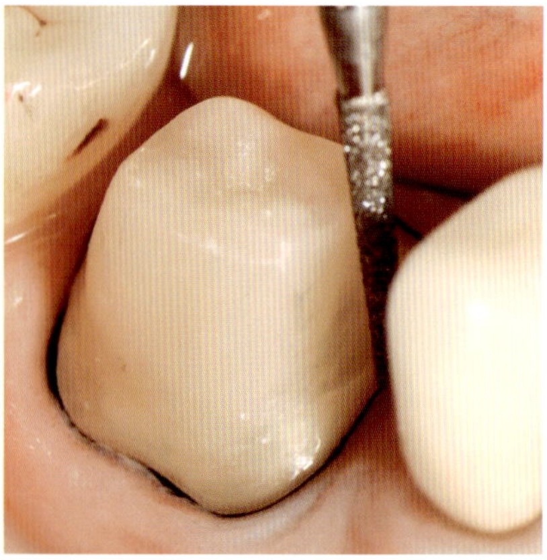

그림 2-15. 인접면의 형성. 형성 길이가 최소화되어 충분한 유지력을 얻을 수 있는 1면 형성이 가능해졌다. 인접면부는 적절하게 진단하고 finishing line을 가능한 한 치은연하 깊게 설계하지 않는다.

변연융선부에 접촉하는 중심와 부근의 교합면 제1면은 융선과 비슷하게 형성하고 제2면은 버를 수평에 가깝게 기울여 삭제하고 편심위에서의 교두간섭을 예방한다. 특히 비기능 교두는 대합이 없으므로 삭제량이 부족할 수 있으므로 주의한다. 삭제량이 부족하면 작업측 편심위에서 교두간섭이 발생하기 쉽고 치주조직에 상처를 줄 위험이 있다. 인접치의 교두 높이를 참고하면서 환자에게 편심위를 지시하고 크라운 형태를 이미지하면서 충분히 삭제하는 것이 중요하다. 활주 간격을 설정하면 교합력을 경감할 수 있다.

협설적 교합면의 삭제뿐만 아니라 근원심 방향에서의 삭제도 주의가 필요하다. 전술하듯이 협설측 형성 제3면이 교합면부로 이행한다. 하악 제1대구치에서는 설면구부를 낮추고 교두부를 향해 올라가다가 인접면 변연융선부를 향해 내려가는 산의 형태를 보인다. 설면구부를 깊게 삭제하면 자연스러운 크라운을 제작할 수 있고 교두부에서 인접면 변연융선부를 향해 내려가는 사면으로 형성하면 인접치와 조화를 이루는 둥근 느낌의 변연융선이 회복되고 돌출교두(plunger cusp)를 방지하며 나아가 인접치 사이에 퇴로를 만들어 food infection을 방지한다(그림 2-13, 2-14). 또한 대합치와 감합관계도 교두 대 와의 관계를 확립해 역학적 배려가 가능하다.

4) 인접면의 형성(그림 2-15)

대구치의 인접면은 치아의 장축 방향을 기준으로 형성하고 1면 형성한다. 전술하듯이 협설측 제1면과 두 인접면이 평행해 크라운에 최대의 유지력을 얻기 위해서이다. 따라서 협설측 제2면, 제3면은 우각부를 통과한 지점에서 사라지고 인접면으로 연장하지 않도록 한다.

4개의 면과 4개의 우각 형성

교합면측(절단측)에서 관찰하면 지대치는 4개의 면과 4개의 우각을 볼 수 있다(그림 3). 지대치 형성할 때에 이곳을 의식하는 것은 정말 중요하다. 4개의 면, 즉 근심인접면, 원심인접면, 협측 축면, 설측 축면에 따라 지대치 형성이 달라진다. 이들 면을 연결하는 4개의 우각은 면각으로 만나고 다소 많이 삭제하는 곳이기도 하다. 자신이 형성하는 곳이 어디인지 정확히 인식하면 효율적으로 형성할 수 있다.

예를 들어 근심협측의 우각에서 근심 인접면에 걸쳐 형성한다고 하자. 우각부에서 버의 경사를 강하게 해 많이 삭제하고 그 상태에서 인접면을 형성해 가면 버를 눕힌 상태로 인접부를 형성하게 되어 수복물의 TOC 각도가 커지고 유지력은 떨어진다. 또한 치수에 대한 영향과 구조역학적 약체화를 초래하거나 치축을 잘못 설계해 크라운의 형태에 영향을 미칠 수도 있다.

구치부는 축면에서 인접면으로 이행함에 따라 3면이 1면이 된다. 즉 축면 제2면, 제3면은 우각부를 통과한 지점에서 사라지듯이 형성하지 않으면 안 된다. 이렇게 4개의 면과 우각 중에 어디를 형성하는지 의식하는 것은 임상에서 매우 중요하다.

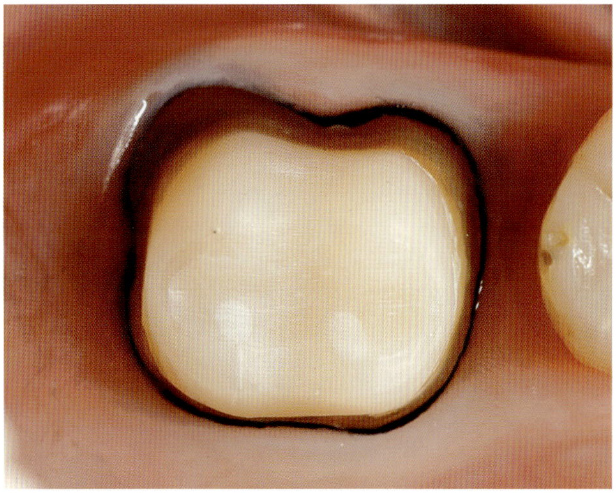

그림 3. 지대치 형성을 할 때에 4개의 면과 4개의 우각을 의식하는 것이 중요하다.

Fluting 및 분할치의 형성

외과적 치주처치 후나 나이가 들어 치은이 퇴축해 치근이 노출되었을 때 마진부의 형태는 치근 형태를 따른다. 이것은 평소 상악 소구치의 협측 근심우각부에서 인접면으로 이어지는 부위에서 흔히 볼 수 있는데 가능하다면 마진의 위치를 치은연상에 설정해 이런 상황을 피하고 싶다.

치근 형태에 마진을 설정할 수밖에 없는 경우에 그 형태를 따라 함몰되게 형성하는 것을 fluting 형성이라 하고, 그 곳은 충분히 삭제해 적절한 크라운의 축면 풍융을 확보할 수 있도록 한다. 그리고 상부 구조의 subgingival contour는 자연치에서 볼 수 있는 함몰 형태가 아니라 치료 형태이고 마진부에서 완만하게 출현시킨 후에 직선적으로 연결해 plaque가 쉽게 쌓이지 않는 환경을 구축한다(그림 4-1, 4-2).

어쨌든 마진부 부근의 삭제량을 늘리면 상부 구조의 형태를 자유롭게 부여할 수 있지만, 최종적으로 출현하는 형태는 provisional restoration으로 충분히 재평가해 결정한다.

부분근 발치 또는 치근 분할 등을 시행할 때는 치주외과 시에 분할측 우각부 치근의 골에서 위의 근면부의 각을 정리하고 자연스러운 우각부 형태를 얻을 수 있도록 형태 수정한다(그림 4-3).

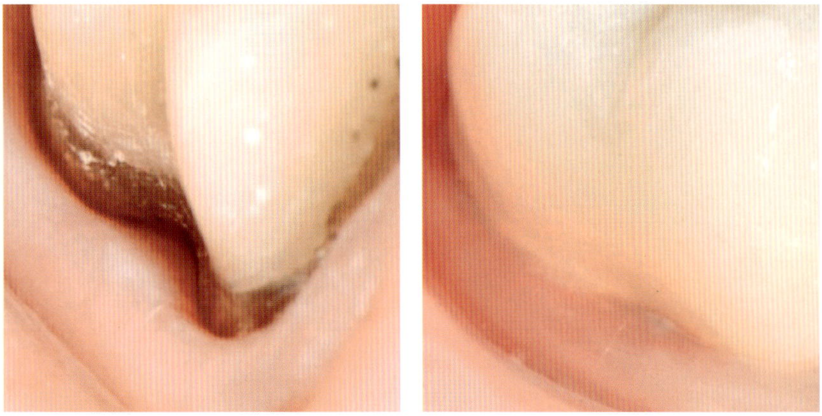

그림 4-1, 4-2. Fluting 형성하고 크라운을 장착했다. 적절한 크라운의 축면 풍융을 확보하고 subgingival contour에는 직선적인 치료 형태를 부여해 플라그가 쉽게 정체하지 않는 환경을 구축한다.

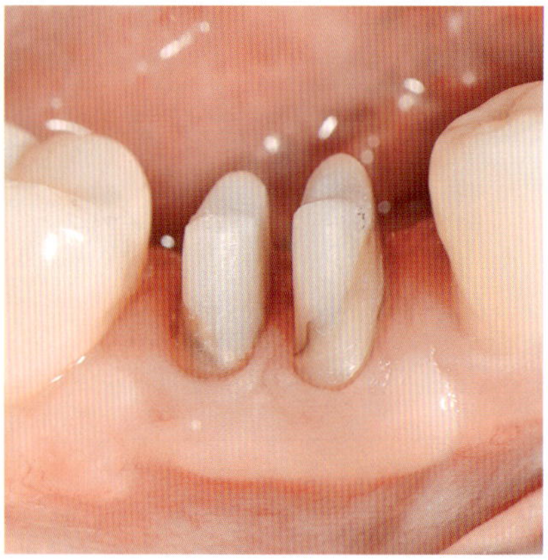

그림 4-3. 치근을 분할한 후 형성. 치주외과 시에 치근을 형태수정하고 우각부의 각을 정리한다.

Groove와 Box의 부여

1) 유지 형태와 저항 형태

시멘트 합착된 크라운에서는, 만약 갑자기 끈적임이 강한 음식을 씹었을 경우에, 그 착탈 방향에 일치하는 방향으로 이탈에 저항하는 힘을 높이는 요소가 부여되어야 하며 이것을 유지 형태라 한다. 양호한 유지 형태를 부여하기 위한 요건은 지대치의 taper(TOC)가 적절하고, 지대치의 표면적이 넓어야 한다.

또한 저작운동이나 parafunction 등에 의한 비스듬한 방향의 힘은 시멘트 합착된 크라운에 대해 치은측 마진을 회전 중심으로 크라운을 이탈시키려는 힘이 작용한다(그림 5-1).

형성면에 압축력이 가해지는 부위로 회전을 방지할 수 있고 착탈 방향 이외의 축을 따라 이탈에 저항하는 형태를 저항 형태라고 부른다. Groove나 box의 부여는 그 자체로 표면적의 증가는 없고 유지 형태를 높인다기보다는 저항 형태를 보강하는 보조 형성 정도로 이해하면 된다.

2) 저항 형태와 groove, box의 부여

저항 형태를 평가하는 방법으로 Weed나 Lewis, Zukerman의 기하학적 방법이 보고되고 있다(Parker, 2004). 이 평가법은 근사한 차이가 있지만, 정리해 보면 Goodacre(2001)가 기술하듯이 양호한 저항 형태를 얻고자 한다면 지대치의 고경/협설경의 비율이 모든 치아에서 0.4 또는 그 이상이 되어야 한다는 것이다. 이것과 대조한 결과 대구치(약 10mm의 직경)에서는 4mm 정도의 지대치 고경이 필요하다고 생각하면 된다.

임상에서 대구치에 외과적 치관장연장술을 진행하려고 해도 근분지부나 외사선 등의 영향으로 지대치 고경을 충분히 얻기가 곤란한 경우가 많다. 또한 대구치에서는 taper도 커지는 경향이 있으므로 groove나 box를 부여할 것을 권장한다(그림 5-2, 5-3).

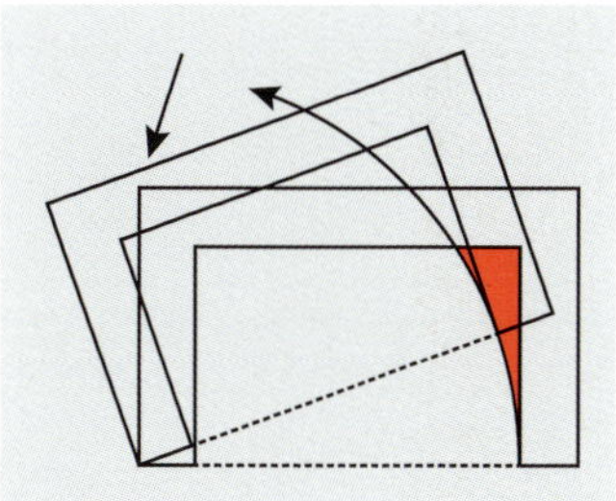

그림 5-1. 비스듬한 방향의 힘은 치은측 마진을 회전 중심으로 해 크라운을 이탈시키는 힘이 된다.

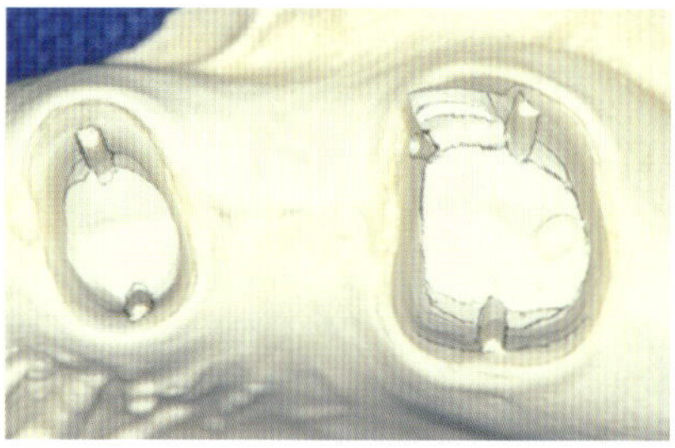

그림 5-2. 상악 대구치는 7/8관 형성. 근원심에 인접면 groove를 넣어 저항 형태를 완성한다.

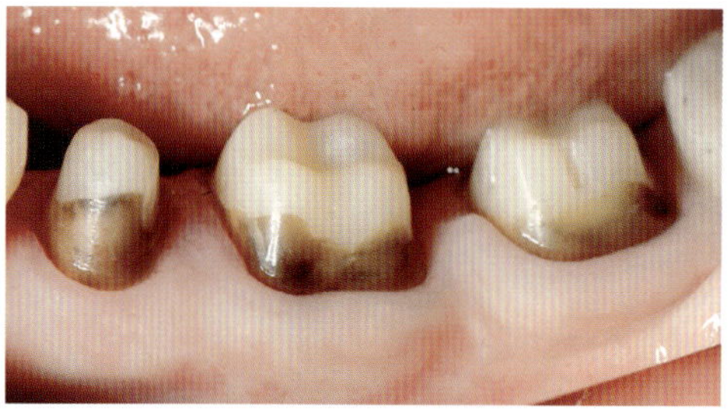

그림 5-3. 하악 제2대구치의 지대치 고경/협설경의 비율이 0.4 이하가 되었다고 판단해 협측과 근심 인접면에 복수의 groove를 형성했다.

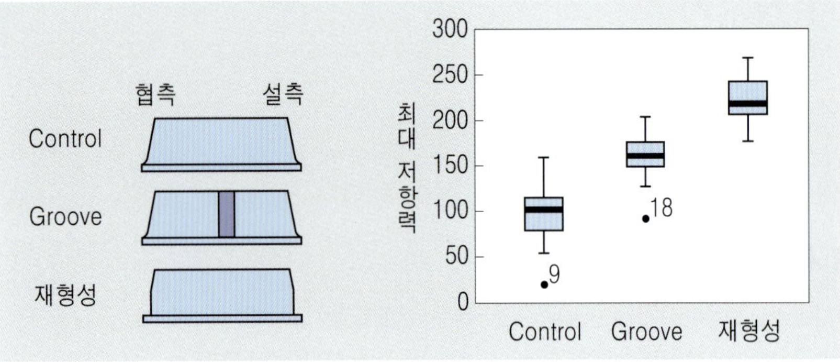

그림 5-4. 저항 형태가 부족한 지대치도 2개의 평행한 근원심 groove를 넣거나 치경부 1.5mm를 TOC 4°로 재형성하면 저항력이 증가한다 (Roudsari, 2011).[10]

저작운동이나 parafunction으로 인해 크라운에 가해지는 힘의 수평 성분은 주로 협설적이라고 생각한다. 이 관점에서 Woolsey나 Matich(1978)는, 인접면의 groove는 협설적 힘에 완전한 저항성을 제공하지만, 협측이나 설측 groove는 불완전한 저항성밖에 발휘하지 못한다고 보고했으며, 협설적 groove보다 근원심적으로 groove와 box를 부여할 것을 권하고 있다.

Kent(1988)는 groove나 box를 부여할 때에 축면의 TOC(14.3°)보다 유의하게 작은 TOC(7.3°)를 부여하면 저항성이 증가한다고 보고했다. Groove의 taper는 문헌을 고찰한 결과 가능한 한 축소해야 한다. 형태는 1mm 정도 축면에 대해 직각으로 형성한다.

하악의 후방구치처럼 지대치 고경이 낮아지고(2.5mm) TOC가 20°가 된 경우에는 Proussaefs(2004)는 groove 등 보조 저항 형태를 부여하기보다 치경측 1.5mm에 대해 TOC를 8°로 줄여 재형성하면 저항력이 크게 증가한다고 보고했다.

최근 문헌에서 Roudsari(2011)도 지대치 고경 3mm, TOC 22°처럼 저항 형태가 부족한 지대치에 대해 groove나 치경부를 재형성하는 등 다른 방법을 찾고 있다. 그들의 연구에서 2개의 평행한 근원심 groove는 저항 형태의 개선에 효과가 있고 치경부의 1.5mm를 TOC 4°로 재형성하면 저항력이 크게 증가한다고 보고하고 있다(그림 5-4).

기요미즈(淸水, 2004)는 교합면의 box에 관해 접착성이 낮은 시멘트를 사용하는 경우에는 taper를 5°~10°로 깊게 할 것, 접착성이 높은 시멘트를 사용할 때는 직경과 깊이를 크게 하라고 보고하고 있다.

이상을 정리하면 다음과 같다.

① 크라운이 이탈력에 저항하는 힘을 발휘하려면 유지 형태뿐만 아니라 저항 형태가 중요하다.

② 임상에서 groove와 box는 저항력을 높인다.

③ 대구치에서는 지대치 고경도 낮아지고 TOC도 커지는 경향을 보이므로 groove가 적절한 경우가 많다.

④ 근원심적으로 2개 이상의 groove나 box를 부여하는 것이 좋다.

⑤ Groove는 1mm 정도 축면에 넣고 taper는 가능한 한 축소한다.

⑥ 치경부 약 1.5mm의 TOC를 작게 재형성하는 것도 저항 형태를 높이기 위해 필요할 수 있다.

소구치 형성 시의 주의사항

1) 상악 제1소구치 형성 시의 주의사항

자연치를 관찰하면 저마다 고유의 주장(기능적 역할)이 있다는 것을 알 수 있다. 그중에 상악 제1소구치는 emergence profile부 둘레에 요철(concave와 convex)이 있고 상당히 특징적인 형태를 보인다.

상악 제1소구치의 근심 인접면 중앙부에는 개재결절에서 이어지는 깊은 concave가 있으므로 상악 제1소구치 근심부는 지대치 형성이 상당히 까다로운 부위(critical area)라고 할 수 있다(그림 6-1). 우식 상태에 따라 곤란한 경우도 있지만, 가능하다면 마진은 치은연상(scallop을 통과한 부분)에 설정하고 싶다.

원심 인접면 중앙부의 concave는 근심인접면에 비해 그다지 깊지 않다. 치실이나 치간치솔의 접근도 용이하다.

어쨌든 지대치 형성할 때 마진라인은 신중하게 설정해야 한다. 그것은 CEJ에서 치근부에 이르는 부분의 concave가 깊어지기 때문이고 치과위생사가 이곳의 청소성을 확인할 수 있다면 마진은 가능한 한 치은연상에 설정하는 것이 바람직하다.

어쩔 수 없이 치은연하에 마진을 설정할 때는 생물학적 폭경을 침습하지 않도록 건전한 치은의 외형(scallop 상태)을 지표로 치은연하 약 0.5mm에 마진 라인을 설정한다. 임상에서 마진 라인을 치은구 깊게 설정하는 경우가 많은데, 그런 임상 조건에서 제작하는 크라운 인접면의 emergence profile은 concave 말고 provisional 크라운으로 만들어진 cervical peak를 향해 완만하게 연결한 후 직선적인 형태(flat plane)로 완성한다(그림 6-2, 6-3). Concave로 완성하면 plaque retention을 만들기 쉽다.

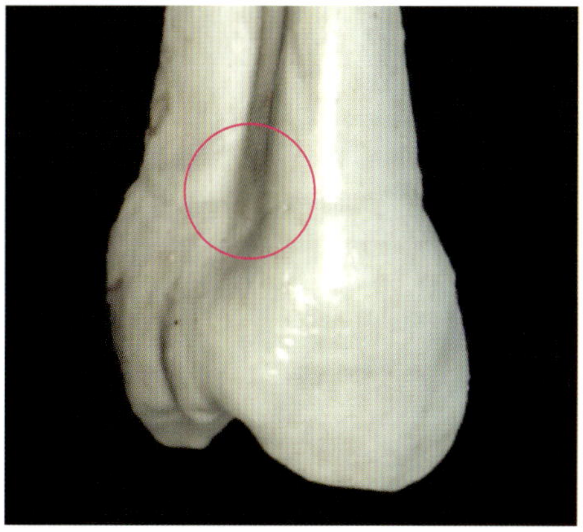

그림 6-1. 상악 좌측 제1소구치 근심 인접면. 중앙부에 개재결절에서 이어지는 깊은 concave가 있고 지대치 형성할 때 가장 어려운 곳이고 주의가 필요한 곳이다.

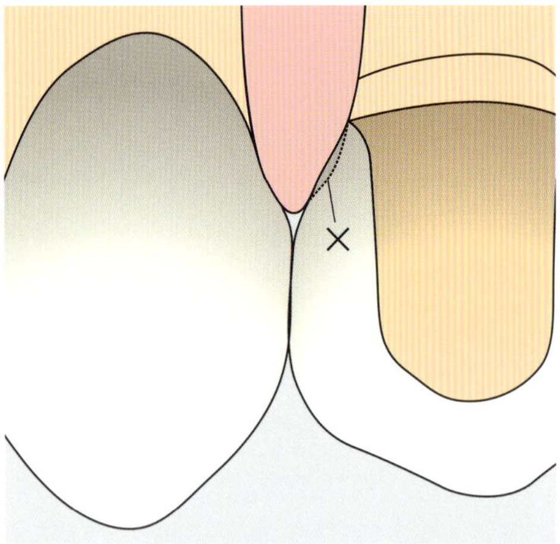

그림 6-2. 상악 제1소구치 근심 인접중앙부(깊은 concave부)의 마진을 치은연하에 설정하면 emergence profile은 concave(점선)가 아니라 cervical peak를 향하고 치은을 따라 평평한 평면이 되도록 마무리한다.

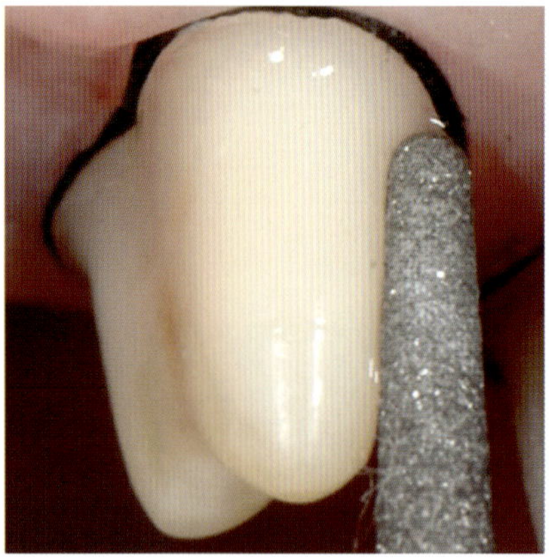

그림 6-3. 상악 제1소구치의 근심 인접면 중앙부는 깊은 concave 형태이다. Finishing line을 치은연하에 배치하면 축면 삭제량이 증가하고 생활치에서는 치수에 대한 영향, 실활치에서는 구조역학적 약체화가 걱정된다. 따라서 가능하다면 finishing line은 치은연상에 배치한다. 또한 우각부를 많이 삭제하고 provisional 크라운의 축면 풍융을 조절해 인접면 중앙부의 청소성을 확인한다.

중요한 것은 provisional 크라운의 풍융을 재조정하고 내원할 때에 plaque control을 확인하고 치은과의 바람직한 생물학적 관계(tissue retention)를 가진 축면 형태를 부여하는 것이다.

2) 하악 제1소구치 형성 시의 주의사항

하악 제1소구치를 수복치료할 때 주의할 점은 근심측은 대합 관계를 갖지 않는다는 것이다.

형태적인 특징은 설측교두에 이르는 근심측 교합면이 낮고 협측교두에서 근심 설측변연융선에 이르는 각도는 견치의 원심측처럼 급경사를 이루고 인접 견치 변연융선 사이에 gap이 좁고 이행적인 관계를 갖는다는 것이다(그림 6-4).

교합면을 관찰하면 설측 embrasure에 해당하는 인접치와의 각도(transitional line angle)는 크게 열리고 기능운동 시에는 서로가 혀와 동시에 접근·접촉하는 생리적 우위성을 가진 형태이다(그림 6-5).

이런 특징을 잘 파악하고 하악 제1소구치 근심측 교합면은 대합치와 공간이 충분하다고 해서 삭제를 축소하는 것이 아니라 견치와의 형태적 관계를 고려해 충분히 삭제하는 등 각각의 증례에 적합한 적절한 검사·진단과 지대치 형성이 필요하다.

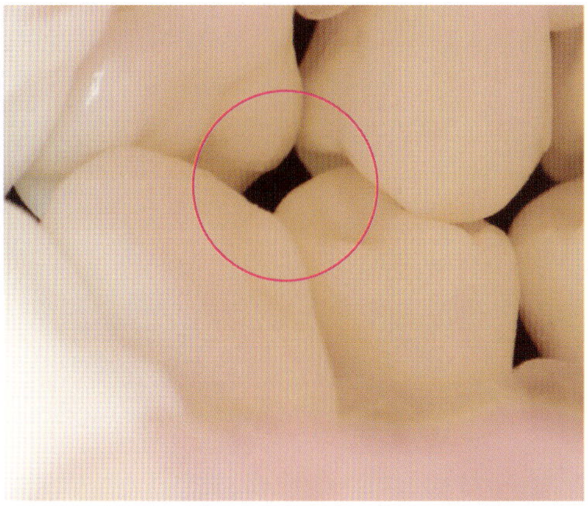

그림 6-4. 하악 제1소구치의 근심측 교합면은 낮고 상악의 치아와 교합하지 않는다. 협측교두에서 근심 설측 변연융선에 이르는 각도는 견치의 원심측처럼 경사가 급하다.

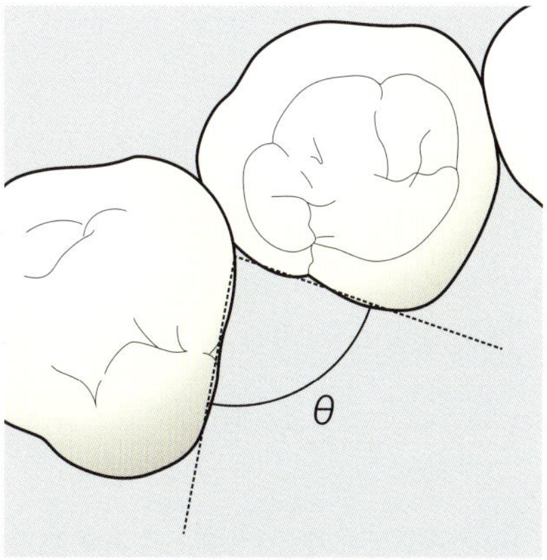

그림 6-5. 교합면에서 관찰하면 하악 제1소구치와 인접치의 각도가 크게 열리고 기능운동 시 양자가 혀와 동시에 접근 · 접촉할 수 있는 형태가 되었다.

참고문헌

1) Dawson PE. Functional occlusion: From TMJ to smile design. CV Mosby, 2007.

2) 西川義昌 . NY Groove. ザ・クインテッセンス . 2009; **28**: 3-5.

3) Rosenstiel SF, Land MF, Fujimoto J. Contemporary fixed prosthodontics. 4th ed. Mosby, 2006.

4) Goodacre CJ, Campagni WV, Aquilino SA. Tooth preparations for complete crowns: an art form based on scientific principles. *J Prosthet Dent.* 2001; **85**(4): 363-376.

5) Parker MH. Resistance form in tooth preparation. *Dent Clin North Am.* 2004; **48**(2): 387-396.

6) Woolsey GD, Matich JA. The effect of axial grooves on the resistance form of cast restorations. *J Am Dent Assoc.* 1978; **97**(6): 978-980.

7) Kent WA, Shillingburg HT Jr, Duncanson MG Jr. Taper of clinical preparations for cast restorations. *Quintessence Int.* 1988; **19**(5): 339-345.

8) Lu PC, Wilson P. Effect of auxiliary grooves on molar crown preparations lacking resistance form: a laboratory study. *J Prosthodont.* 2008 ; **17**(2): 85-91. Epub 2007 Oct 30.

9) Proussaefs P, Campagni W, Bernal G, Goodacre C, Kim J. The effectiveness of auxiliary features on a tooth preparation with inadequate resistance form. *J Prosthet Dent.* 2004; **91**(1): 33-41.

10) Roudsari RV, Satterthwaite JD. The influence of auxiliary features on the resistance form of short molars prepared for complete cast crowns. *J Prosthet Dent.* 2011; **106**(5): 305-309.

11) 清水太加志 , 長田貴幸 , 藤島昭宏 , 割田研司 , 胡 書海 , 川和忠治 . 補助的保持形態である咬合面孔が歯冠補綴物の保持力に及ぼす影響 . 歯科材料・器械 . 2004; **23**(4): 306-312.

COLUMN

치은압배

수복치료를 진행하고 지대치의 마진을 치은연하로 내리면 그 후 형성할 때에 기본적으로 치은압배를 해야 한다. 마진부 주변은 형성을 종료한 후에 압배를 한 상태에서 provisional restoration의 풍융을 재조정한다.

압배사는 털이 일지 않는 외과용 봉합사(3-0, 4-0)를 사용하는데, 압배 전에 우각부에서 출발하고 봉합사 한쪽을 홀렌백 타입의 instrument로 눌러가면서 다른 한쪽의 압배기구로 힘을 최소화해 삽입한다(그림 B). 압배사는 finishing line을 지나 치근면을 따라 삽입하는데, 생물학적 폭경을 침습하지 않도록 치은구저에서 치관측에 배치한다.

인상할 때는 교합면측에서 보았을 때 압배사가 보이면 실을 그대로 두고 인상을 채득해도 무방하다. 만약 실이 보이지 않는 부분이 있다면 그곳만 압배사를 삽입하고 인상할 때 철거해 채득하면 된다.

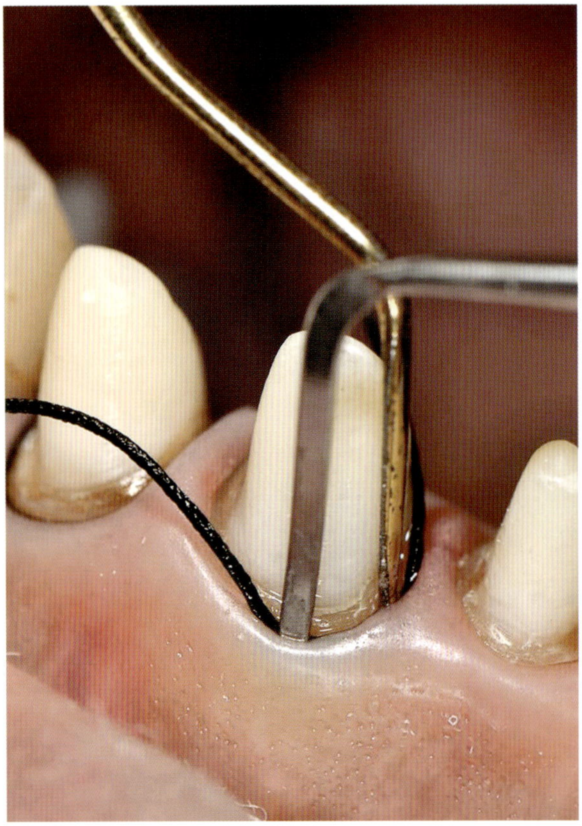

그림 B. 압배사의 한쪽을 홀렌백 타입의 instrument로 누르면서 다른 압배기구로 삽입한다. 이때 힘을 최소화한다.

Chapter 5

전치부 전부 크라운의 지대치 형성

전치부 전부 크라운의 지대치 형성에 관해 상악 중절치를 예로 들어 순·구개측면, 인접면, 절단면으로 나눠 서술한다.

전치의 장축 방향

Dempster의 계측을 인용하면 상악 중절치의 장축 방향은 수직선에 대해 29° 경사져 있다(그림 1). 상악 측절치는 29°, 상악 견치는 20.6°이다.

하악 전치부는 절단부 순측사면이 상악 전치 구개측면을 향하고 중심교합위에서 힘의 벡터가 상악 전치의 장축 방향을 향하는 것이 교합압에 대해 가장 저항력이 높고, 수복물의 구조역학적으로도 치아의 장기적인 예후의 안정을 생각했을 때 가장 안전하므로 치아의 장축 방향을 크라운의 착탈 방향으로 하는 것이 적절하다고 생각한다.

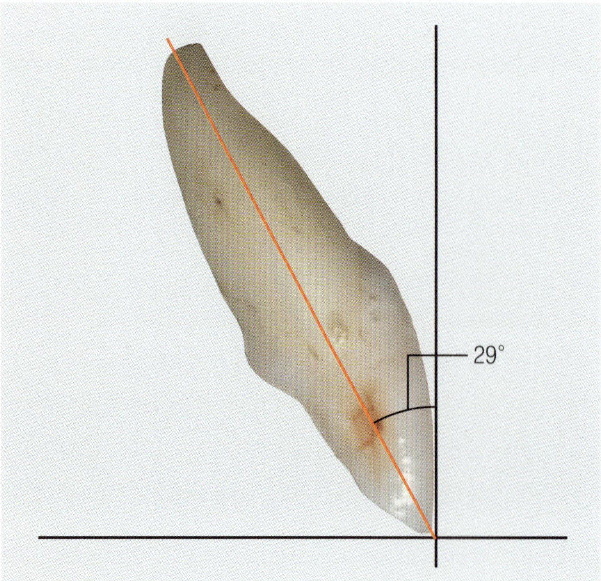

그림 1. 상악 중절치의 장축 방향. Dempster의 계측을 인용하면 수직선에 대해 29° 경사져 있다.

상악 중절치의 형성

1) 순측면(그림 2-1~2-4)

① 제1면

상악 중절치에서 제1면은 치아의 장축 방향을 기준으로 형성한다. 그 각도는 수직선에 대해 약 30°이다. TOC를 16°로 설정하고 버의 taper를 3°×2로 하면 버는 장축 방향에서 5° 경사시켜야 하고 그렇게 되면 수직선에 대해 약 25°의 경사가 되는데, 그 부분까지 의식해 경사시키지 않아도 된다고 생각한다. 따라서 제1면을 형성하기 전에 장축 방향인 30°를 기준으로 생각한다.

양적으로 소량이지만 제1면의 형성은 장축 방향으로 형성하면 역학적 안정을 얻을 수 있다. 치수와 거리를 두고 안전한 상태를 유지하면서 충분히 삭제해도 치수가 노출하지 않으므로 생물학적으로 안전하고 심미성도 확보할 수 있다.

이 면은 교합력에 대해 가장 저항성을 발휘할 수 있는 부위이다. 장축 방향에 평행하게 형성된 인접면 제1면과 함께 최대의 유지력을 발휘한다.

② 제2면

제2면은 해부학적 치아의 외형 풍융을 따라 형성한다. 이것은 순측 치경 기준점에서 순측 중앙 기준점에 이르는 순측 중앙 기준면(contour guide line과 일치)이라고 부르는, 치관의 넓은 면적을 차지할 정도로 평평한 면과, 평행한 형성면이 된다. 상악 중절치의 발거치를 사용해 우리들이 계측한 결과 이 면은 수직선에서 약 10°의 각도를 이룬다.

따라서 제2면을 형성할 때는 인접치의 순측 중앙 기준면에 평행하거나 또는 수직선에서 약 10°의 각도로 버를 조절해 가며 형성한다.

③ 제3면

제3면은 심미성을 고려해 해부학적 치아의 외형 절단 1/3에 있는 경사보다 다소 강하게 경사를 준다. 이러면 심미적 배려와 함께 전방으로 편심위를 취했을 때에 구치부를 즉시 이개시킬 수 있다.

제3면에 강한 경사를 주기 위해 절단의 위치는 장축선보다 내측에 배치한다. 절단기준면은 수직선에서 내측으로 경사져 있다. 심미성을 고려해 내측으로 경사시켜 형성하고 최대 교두감합위에서 하악 전치의 순측 중앙 기준면과 거의 평행해지면 심미적으로 충분히 삭제한 것이다.

④ 만약 제1면의 방향을 잘못 설계해 제2면으로 했다면?

Contour guide line과 일치한 순측 중앙 기준면은 최대 면적을 가지며 그것과 평행하

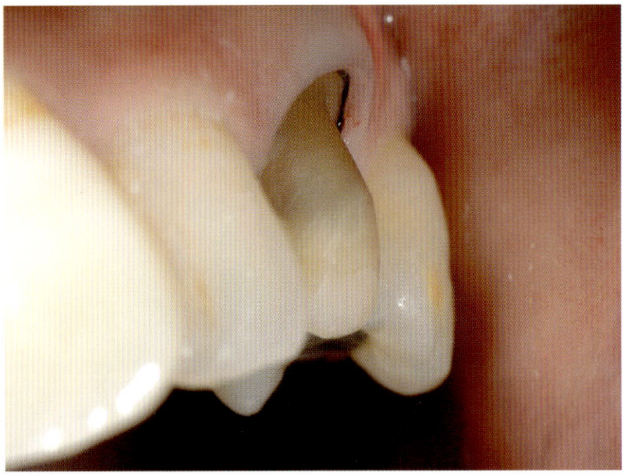

그림 2-1. #23 재치료. 근관치료 종료 후 직접법으로 레진코어를 장착하고 축면을 확인한다. 이번에 제시하는 증례에 상악 중절치를 선택하지 않은 이유는 면 형성 기준이 견치가 더 이해하기 쉽다고 생각했기 때문이다.

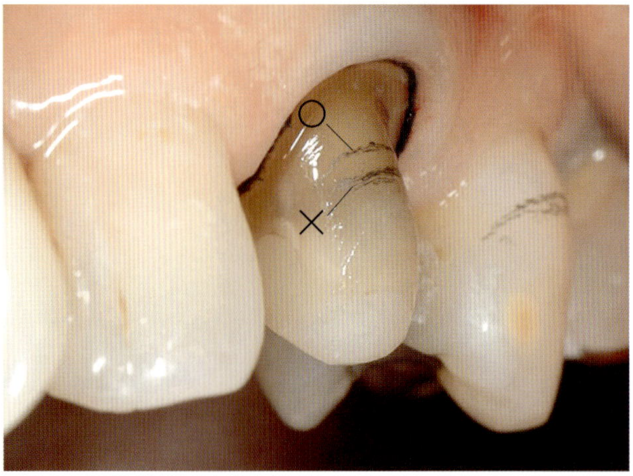

그림 2-2. 순측 제2면의 확인. 인접치의 cervical peak의 위치와 조화를 이루려면 제2면은 치경부 부근에서 시작해야 한다. 이렇게 연필로 표시하면 technical error를 예방할 수 있다.

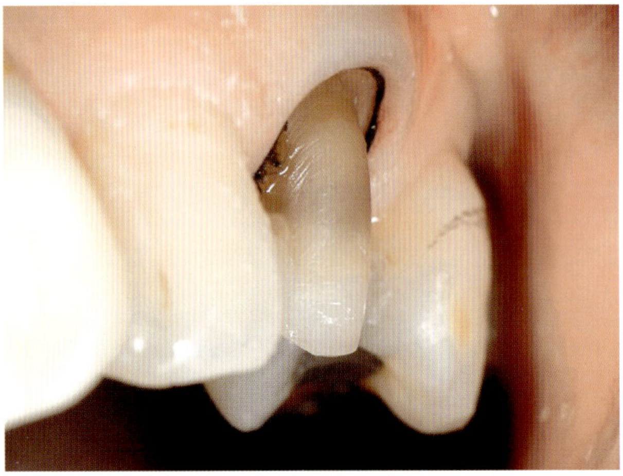

그림 2-3. 순측 제2면 형성후. 표시한 부분을 삭제해 그림 2-1보다 더 조화로운 제2면을 형성할 수 있었다.

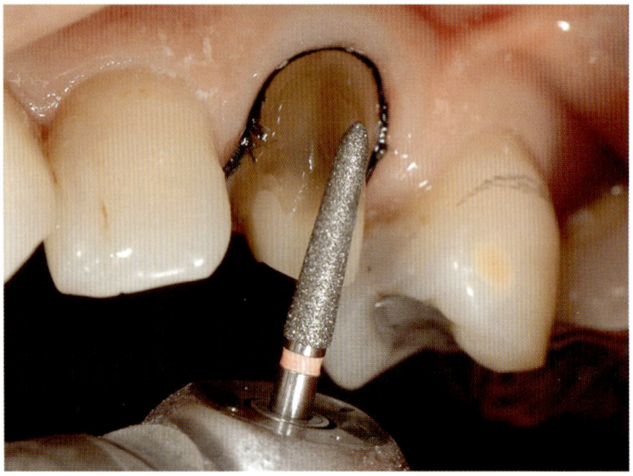

그림 2-4. 순측 제3면의 형성. 치료 초기에 제3면을 형성하면 그것이 절단이나 교두의 위치를 변경하는데 한계를 줄 수 있다. 위치는 구개측면이나 교합면과 제2면, 제3면을 함께 고려해 결정하므로 제3면은 치료를 진행하면서 소량씩 형성하는 것이 안전하다.

게 형성하는 제2면은 수직선과 약 10°의 각도 차이가 있다. 치경부에 살짝 높이 있는 제1면의 방향을 잘못 인식하면 제2면을 치아의 장축 방향으로 오해할 수 있다. 만약 실수로 제2면의 각도로 finishing line에서 형성하면 마진부에서는 삭제량이 감소하고 심미적인 대응이 곤란해진다. 또한 치관측 부근 우각부에서는 삭제량이 증가하므로 치수가 노출할 위험이 높아진다.

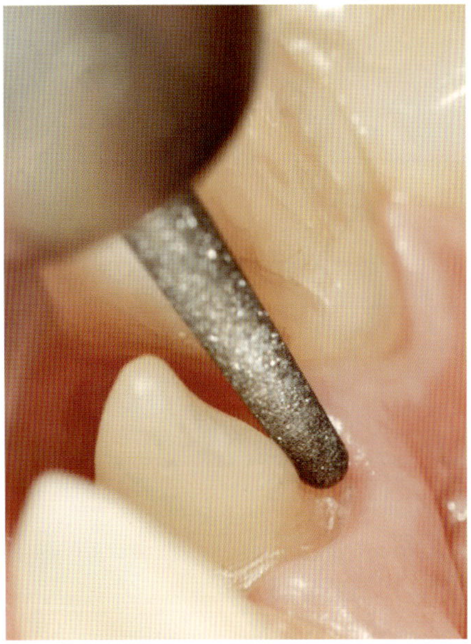

그림 2-5. 구개측 제1면의 형성. 구개측면을 형성할 때에 장축 방향을 잘못 보지 않도록 한다. 버를 구개측면으로 가져가 형성하기가 곤란하므로 버를 세우기 쉽고 undercut이 잘 생긴다.

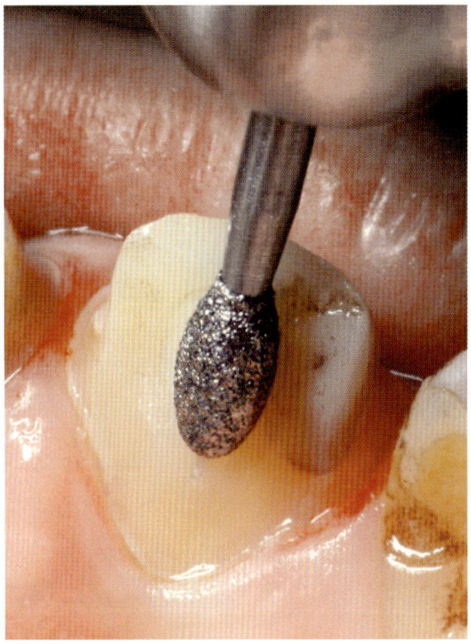

그림 2-6. 구개측 제2면의 형성. 상악 전치는 중앙부가 협착해 있으므로 football 타입의 버를 긁어내리듯이 형성을 진행한다.

2) 구개측면(그림 2-5, 2-6)

① 제1면

상악 중절치의 구개측 제1면은 치아의 장축 방향이 기준이 된다. 상악 중절치의 경우 30° 이다.

구개측 제1면의 형성은 양적으로 소량이지만, 장축 방향으로 형성하면 장축과 평행하게 형성된 근원심의 인접 제1면과 함께 최대의 유지력을 발휘한다. 일본인의 상악 중절치는 삽형치(shovel-shaped incisor)가 많고 구개측 제1면의 높이를 확보하기가 곤란하므로 크라운의 유지력이 떨어지기 쉽다. 따라서 다소 강한 chamfer 형태를 부여하고 유효 ferrule 양을 늘리는 것이 중요하다.

임상에서 구개측 제1면을 형성할 때는 버가 경사져 구개측면에 가까이 형성하기가 곤란하므로 버를 장축 방향보다 구개측 중앙 기준면의 방향으로 사용하기 쉽다. 그렇게 되면 순측 제1면과 사이에 undercut이 생기므로 주의가 필요하다.

② 제2면

구개측 제2면은 구개측면 중앙이 크게 함몰된 면이다. 이 곳의 형성 요건은 심미보다 교합을 중시하며 football type의 bur를 사용해 충분히 삭제할 필요가 있다.

처음에는 cingulum(기저결절부)을 남기듯이 형성하고 provisional restoration의 유지

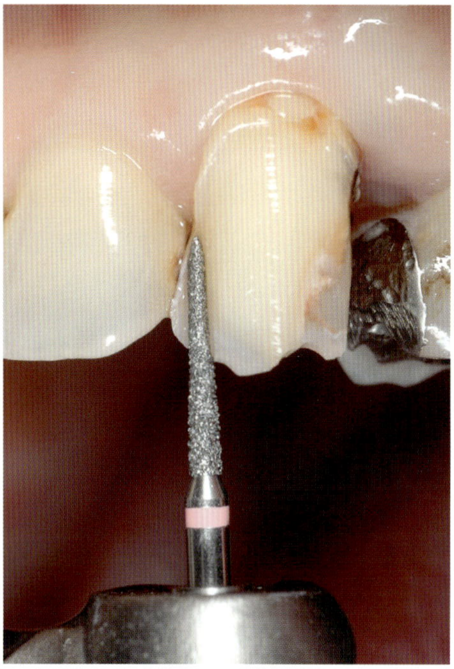

그림 2-7. 인접치를 훼손하지 않도록 가는 round end taper bur(선단 타원형)로 얇게 껍질을 남기듯이 우각부에서 서서히 형성을 진행한다.

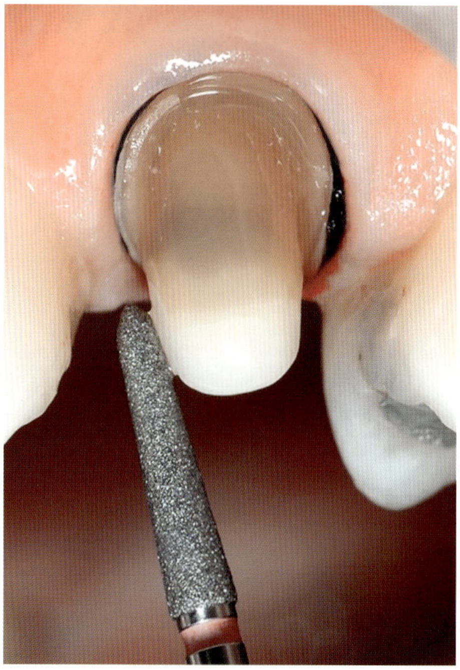

그림 2-8. 치료를 진행하면서 인접면을 2면 형성한다. 인접면 중앙부에서 20°(10°×2)로 삭제하고 절단과 자연스럽게 연결한다.

력이 떨어지는 것을 방지한다. Football type의 bur를 치관측에서 결절부를 향해 긁어내리듯이 움직이면 좋다. 전방위나 측방위를 지시한 후 교두간섭을 일으키지 않도록 충분히 삭제한다. 또한 구개측면 중앙부는 협착해 있으므로 변연부보다 중앙부를 깊게 삭제한다.

구개측 우각부의 제1면과 제2면의 경계는 transitional area가 되고 emergence profile부의 크라운 형태는 직선적으로 처리한다. 유지 형태에 문제가 없다면 최종적으로 그 곳의 면각은 실리콘포인트로 강하게 정리하고 수복물의 직선적인 형태를 회복하기 쉽게 하면 된다.

③ 제3면

구개측 제3면은 절단부 구개측의 내측 경사를 따르는 형성면이고 내측으로 경사시키듯이 삭제한다. 절단부는 순측에서 관찰했을 때에 치축에 대해 직각이 되도록 삭제한다. 이것을 잘못하면 치아가 경사져 있는 것처럼 착각할 수 있다. 그것을 방지하려면 형성할 때 연필로 미리 표시해 두면 좋다.

절단부에 guiding groove를 표시할 때는 미리 버의 직경을 확인한 후에 작업에 들어가는데, 처음에는 삭제량을 자제하고 필요하다면 표시하면서 삭제를 진행하는 것이 안전하다. 왜냐하면 순측 제3면과 구개측 제3면을 삭제해 절단의 위치와 형태가 결정되므로 최종 형성까지는 양자의 섬세한 조정이 필요하기 때문이다.

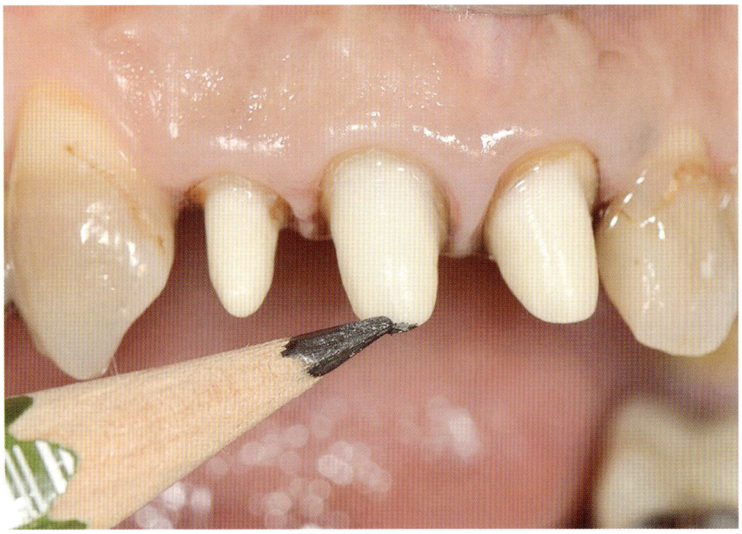

그림 2-9. 절단면의 형성. 환자가 앞에 서서 원하는 심미적 절단 형태에 평행하게 연필로 표시하면 구개측 그늘이 있어 절단 형태를 시뮬레이션할 수 있다. 표시를 하고 그것을 따라 버를 절단과 평행하게 내측 경사시켜 신중하게 삭제한다. 상악 중절치의 경우 대부분 동공선과 평행하다.

3) 인접면(그림 2-7, 2-8)

전치의 인접면은 구치와 달리 2면 형성한다.

먼저 치아의 장축을 기준으로 인접 제1면을 치경부측에 형성한다.

전술하듯이 순·구개측 제1면과 두 인접면이 이루는 4개의 면이 평행해 크라운에 최대 유지력을 얻기 위해서이다.

이어서 인접 제2면은 치관측 1/2을 지난 지점에서 약 20°(10°×2)의 taper를 부여한다. 이것은 심미 영역인 치관측 1/3 영역에서 특히 치질이 얇아지는 치관측 인접면부의 기공 조작에 자유도를 높이고 심미성을 고려하기 위해서이다. Taper를 10°로 설정한 이유는 발거치를 절단해 상아질이 절단 방향으로 협착해 가는 각도를 계측했더니 그 평균치가 10°였기 때문이다.

순측 제2면과 제3면은 우각부를 통과한 지점에서 서서히 인접 제2면으로 이행한다.

4) 절단면(그림 2-9)

순측 제3면과 구개측 제3면이 교차하는 곳이 전치의 절단이다. 절단면은 전치 구개측 제3면을 말하며 내측으로 경사지게 형성한다. 절단면은 수복물의 절연 방향과 평행해진다.

절단면을 형성할 때에는 환자의 전방에 서서 목표하는 심미적 절연 형태와 평행해지도록 삭제 부분을 연필로 표시하고 그 곳만 삭제한다.

전치 삭제량의 고찰

치질은 수복물의 기능적 요건을 충분히 만족하는 형태를 재현할 수 있을 만큼 삭제해야 한다. 상악 중절치는 일본인의 경우 taper형이 많고 구개측면에서는 특히 중앙이 깊게 협착해 변연융선부보다 얇아진다.

구개측면은 심미 영역은 아니지만, anterior guidance에 의한 구치 이개교합으로 악관절, 구치부를 보호하고 발음, 설감에 큰 영향을 미치는 중요한 기능적 측면을 갖는다. 또한 청소성을 생각해도 중요한 부위이다.

상악 중절치에 수복물을 계획할 때에는 심미에만 초점을 맞추지 말고 기능을 충분히 만족시킨 후에 자연스러운 외관을 회복해야 하고 치아의 삭제량은 구조역학적, 생물학적으로 안전한 지대치와 수복물을 확보할 수 있는 양이어야 한다. 즉 외관이 자연스러운 심미 회복보다 기능적 회복과 잔존조직의 보전을 우선한다.

우리들은 발거한 상악 중절치 15개의 길이와 두께를 측정했다. 평균치는 치관장 11.5mm, 치아의 순설적 두께는 중앙협착부를 포함해 계측하면 절단에서 2mm 위치에서 두께 3.5mm(중앙협착부에서 두께 2.5mm), 3mm 위치에서 두께 4mm(중앙협착부에서 두께 3mm), 4mm 위치에서 두께 4.5mm(중앙협착부에서 두께 3.5mm), 5mm 위치에서 두께 5mm(중앙협착부에서 두께 4mm)가 되었다(그림 3).

상악 중절치에 all ceramic 크라운을 장착할 경우 삭제량은 순측 축면, 구개측 축면의 삭제량과 절단에서의 밀링 버의 두께를 고려해야 한다.

많은 일본 책에는 축면 삭제량 1.5mm 플러스 밀링 버의 두께 0.8~1.0mm가 필요하다고 소개되어 있다. 또한 절단에서의 절삭량은 1.5~2mm라고 한다.

그러나 우리들이 계측한 결과는 절단 2mm 위치에서 순설의 두께가 중앙협착부에서 2.5mm밖에 없고 위의 삭제량과 모순이 발생한다.

우리들이 산출한 삭제량은 순측면에서 1.2mm, 구개측면에서 1mm, 거기에 밀링 버의 두께 0.8mm가 최소 삭제량이고 총 3mm가 필요하다. 그것을 만족하는 절단에서의 삭제량은 3mm이다. 밀링 버에 필요한 R(반경)의 부분을 치경부 부근에서 출발시켜 R을 0.8mm라고 하면 절단에서의 삭제량은 2.5mm 정도가 된다. 즉 상악 중절치 PFZ, PFA에서, 절단에서의 삭제량은 2.5~3.0mm가 필요하다.

어쨌든 전치 all ceramic 크라운을 제작할 때에 특히 절단부를 삭제할 때는 절삭 과다가 되어 치수가 노출될 위험이 높아지고 구조역학적으로 약체화가 걱정된다.

또한 지대치 길이가 짧아지고 크라운의 이탈을 초래할 수 있으므로 삭제할 때는 충분한 주의가 필요하다.

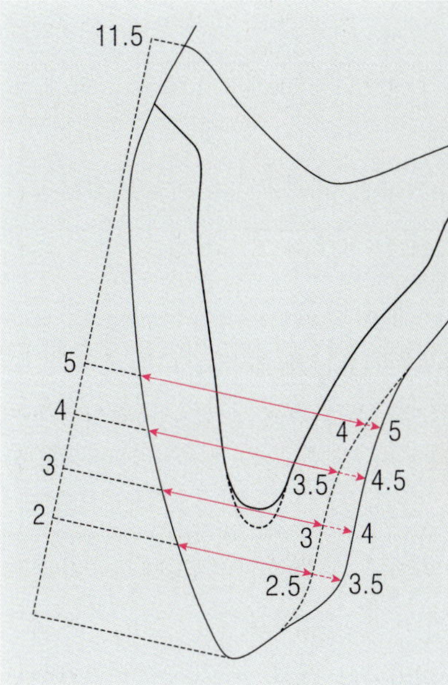

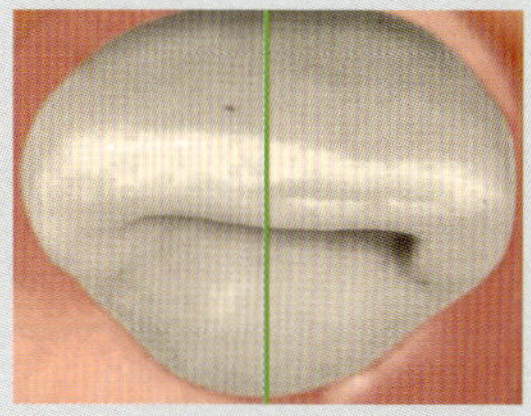

절단에서 거리	협설적 폭경	중앙협착부 폭경
5mm	5.0mm	4.0mm
4mm	4.5mm	3.5mm
3mm	4.0mm	3.0mm
2mm	3.5mm	2.5mm

그림 3. 상악 중절치의 순설적 폭경. 상악 중절치에 all ceramic 크라운을 장착할 때에 순측면 1.2mm + 구개측면 1mm + 밀링 버의 두께 0.8mm = 3mm가 최소 삭제량이고, 그것을 만족하는 절단에서의 삭제량은 3mm가 된다. 밀링 버에 필요한 R(반경)의 부분을 치경부 부근에서 출발하면 절단에서의 삭제량은 2.5mm가 가능하다.

참고문헌

1) 西川義昌, 桑田正博 編著. 歯界展望別冊／Single crown provisional restorations—天然歯形態の観察から始まる修復治療—. 医歯薬出版, 2010.

Chapter 6

모형 사진으로 재확인! 3면 형성

지금까지 기술한 내용을 재확인하기 위해 모형상에 진행한 지대치 형성 사진을 공람한다. 3면 형성할 때에 버를 조작하는 방법과 형성면의 형태를 참고하기 바란다.

(술자 : 大西一男)

상악 중절치의 형성

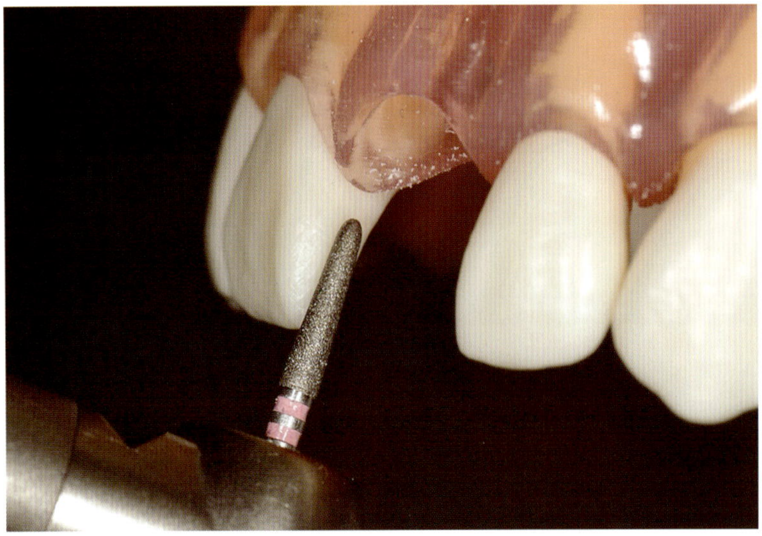

1–1. 지대치 형성 제1면은 치아의 장축과 동일한 방향이고 수직선에 대해 30°의 각도로 경사져 있는지 확인한다. 제2면이 되는 순측 중앙 기준면은 수직선에 대해 10° 경사, 제3면이 되는 절단기준면은 수직선의 안쪽에 위치한다. 사용하는 버는 두꺼운 round end taper bur(선단 타원형)(nmg–1, 56쪽 버의 선택을 참조).

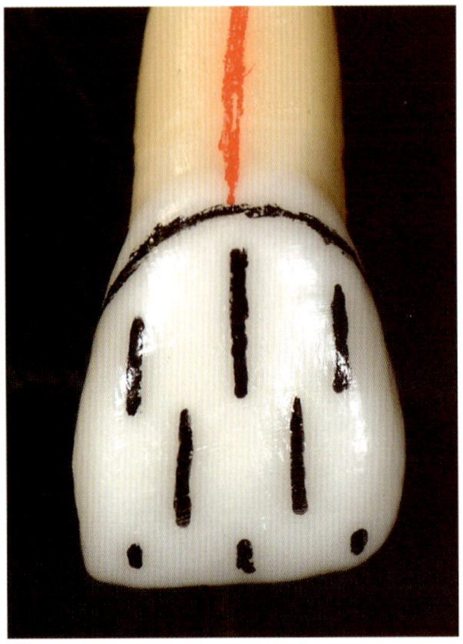

1–2. 펠트펜으로 finishing line과 guiding groove를 표시하는데 finishing line은 치은연상 약 1mm에 설계하고 치은의 scallop 형태에 따른다. Guiding groove는 제1면과 동일한 방향으로 치아의 중앙과 우각부에 3개, 그 사이에 제2면과 평행하게 2개를, 버(nmg–1) 직경 1/3 깊이까지 넣는다. 절단부는 3개, 구개측에 절단부 내측 경사에 맞춰 버(nmg–1)를 기울이고 버 중앙부의 2/3 이상의 깊이로 넣는다(약 1.5mm). 이렇게 번갈아 guiding groove를 넣으면 삭제할 때 명확해지고 잘못된 방향으로 식립하는 것을 막는다. 펠트펜으로 표시한 finishing line을 이렇게 치은연상에 설계한 것은 치료 초기에는 치근면의 활택화와 치은염 치료가 끝나지 않았기 때문이다. 치료를 진행하고 치은의 위축을 확인한 후 마진을 치은연하에 내린다.

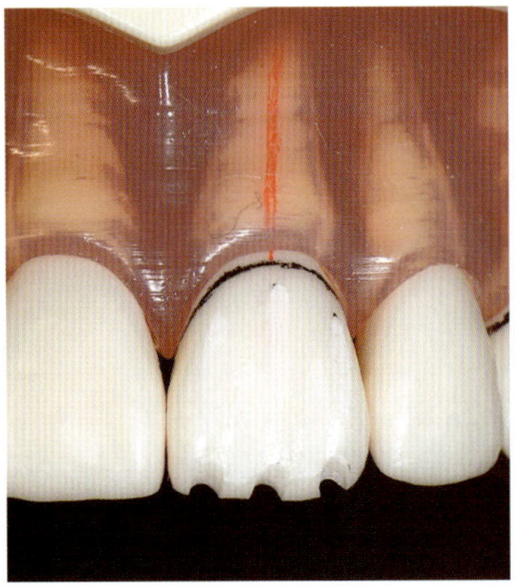

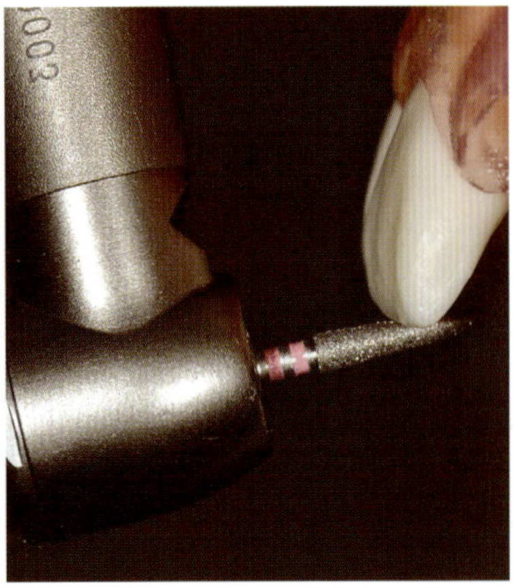

1–3, 1–4. Guiding groove는 finishing line 근처에서는 버의 선단 타원형을 반영해 얕아진다. 이 단계에서는 절대 깊게 형성하지 않는 것이 중요하다. Guiding groove는 삭제량의 기준이므로 이 장면에서 깊게 설정하면 매끈한 마진 라인과 축면 형태를 재현할 수 없고 이상적인 지대치 형성이 어려울 수 있다. 최종 삭제량은 이상적으로 완성된 provisional 크라운의 두께를 계측해 결정하는 것이 좋다고 생각한다. 절단부는 해부학적 외형과 유사하므로 버를 구개측으로 내측 경사시켜 삭제한다.

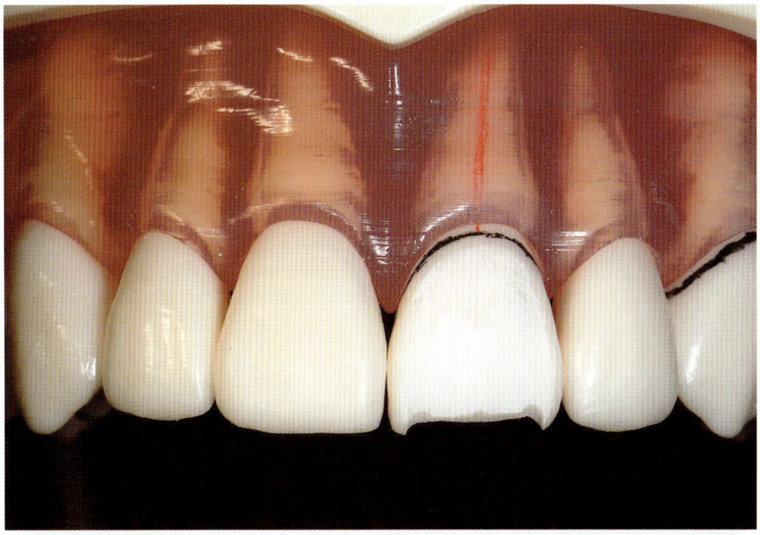

1-5. 인접면에 섬처럼 미절삭 부분을 남기고 rough reduction한다.

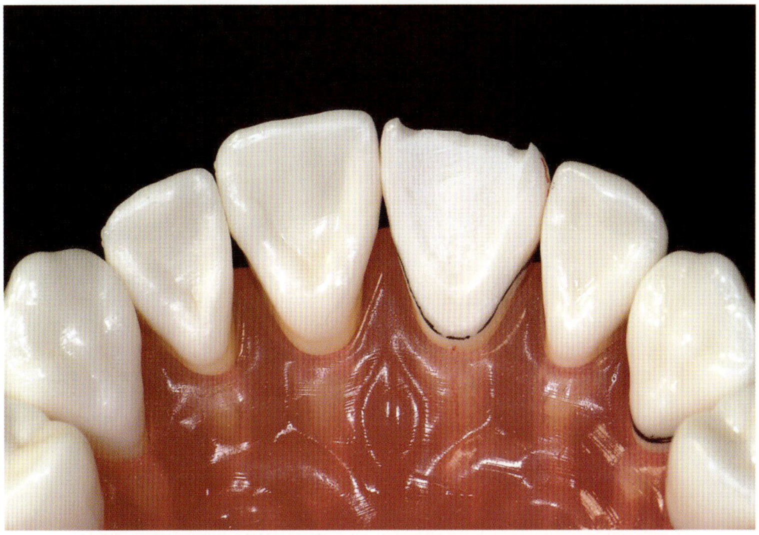

1-6. 구개측면도 동일하다. 구개측 제2면은 football type bur(nmg-10)를 사용한다.

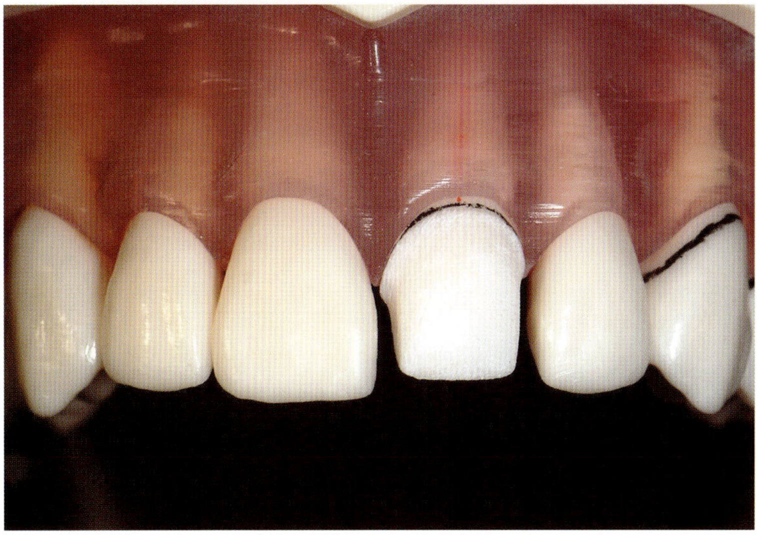

1-7. 섬처럼 남아있던 인접면부를 제1면과 동일한 방향으로 삭제한다. 이렇게 삭제하면 bur control이 쉬워지고 인접치 인접면에 상처를 주지 않는다. 인접면측에 얇게 한 꺼풀 남기듯이 신중하게 삭제를 진행한다. 인접면 형성에 사용하는 버는 가는 round end taper bur(선단 타원형)(nmg-4). 지금까지 일련의 처치에서 중요한 것은 finishing line을 치은연하에 설계하지 않는 것이다.

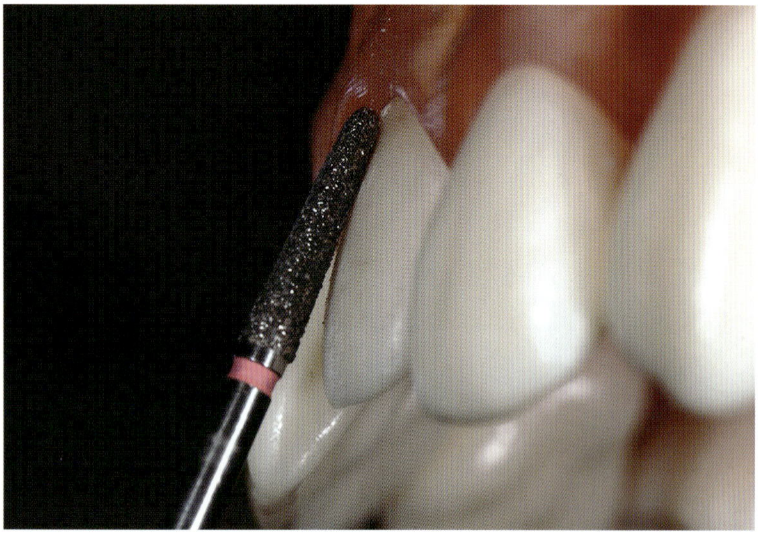

1-8. 순측면 제1면의 형성. 길이는 짧지만 장축 방향으로 형성하면 중심교합위에서 힘의 방향이 장축 방향과 일치하고 역학적으로 안정된다. 또한 치수강에서 떨어져 있어 치경부 부근을 충분히 삭제할 수 있고 생물학적으로 심미적으로 유리하다.

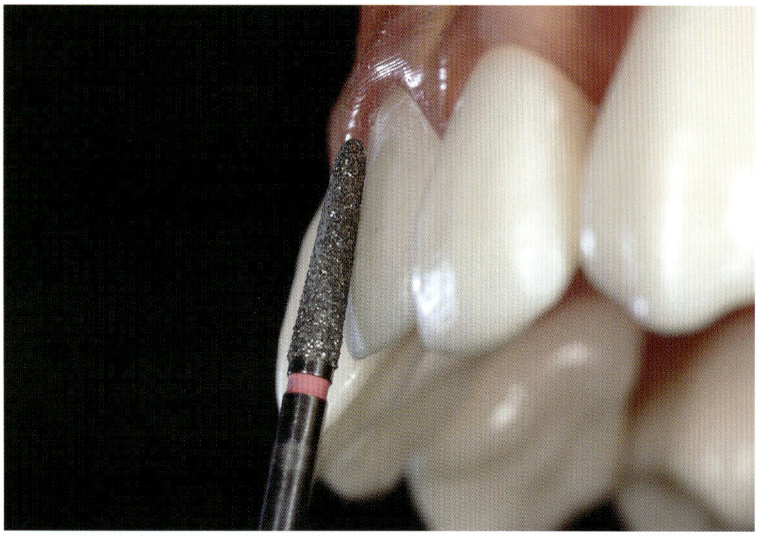

1-9. 순측면 제2면의 형성. 건강한 치은의 치관측 경사, 인접치의 순측 중앙 기준면에 평행하게, 또는 수직선에서 약 10° 버를 기울여 형성한다.

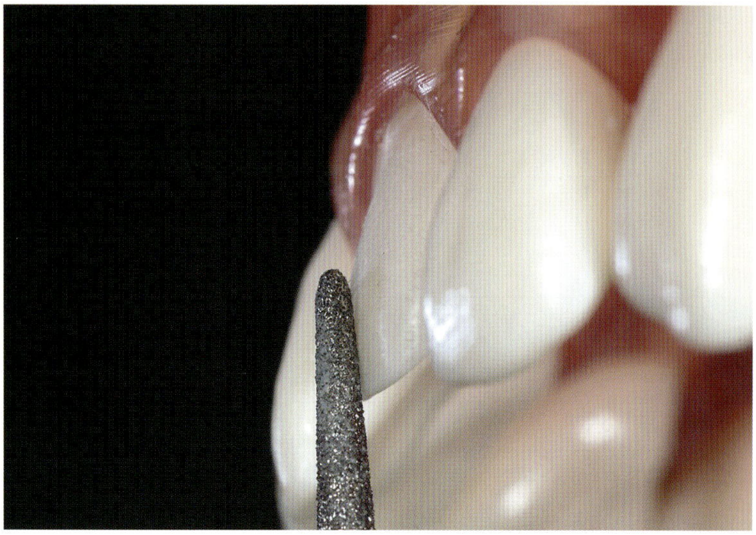

1-10. 순측면 제3면의 형성. 심미성을 고려하고 해부학적 치아의 외형보다 더 강하게 경사를 준다. 수직선에서 약간 안쪽으로 기울여 버를 갖다댄다. 하악 전치 순측면과 제3면을 평행하게 형성하면 심미적이고, 전방위를 취했을 때 즉시 구치부가 이개되는 형성이 가능하다. 제3면은 치료를 진행하는 단계에서 형성한다. 치료 초기에 형성하면 구개측면의 형성으로 치관장이 짧아지거나 절단의 위치를 잘못 설정할 수 있다.

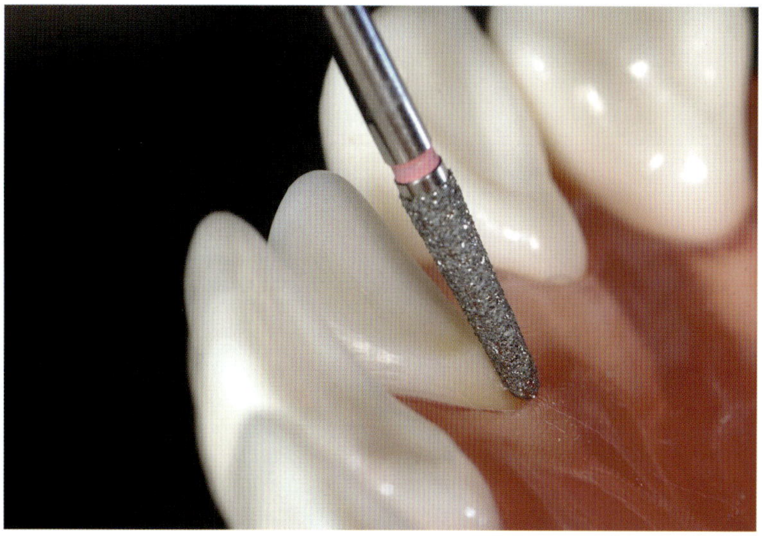

1-11. 구개측 제1면의 형성. 버를 기울여 구개측면에 가까이 형성하기가 곤란하고 구개측으로 세우기 쉬우므로 순측 제1면 사이에 undercut이 잘 생긴다. 장축 방향을 의식해 형성한다.

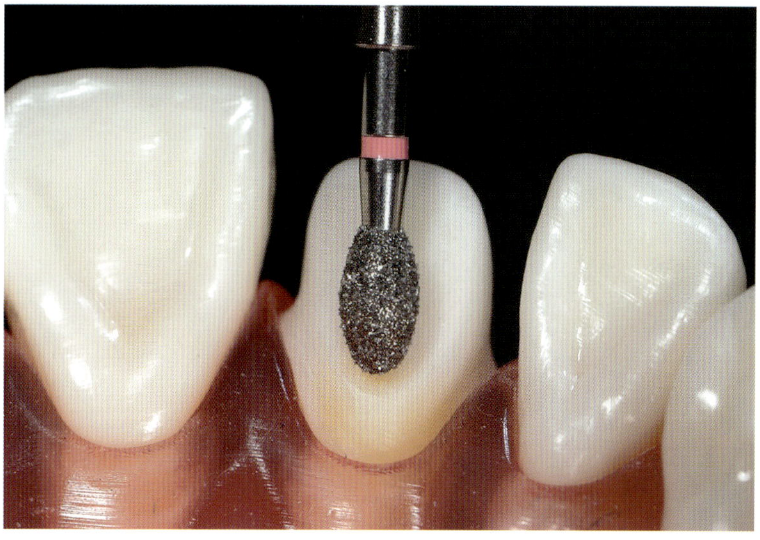

1-12. 구개측 제2면의 형성. 중앙부는 협착해 있어 변연부보다 깊게 삭제한다. Football type bur(nmg-10)를 사용해 결절부를 향해 긁어내리듯이 중앙 협착부를 깊게 형성한다. 결절부는 가능한 한 남기고 구개측 제1면을 확보한다. Provisional 크라운의 이탈을 방지하기 위해서이다. 치료를 진행하면서 이곳의 이상적인 형태를 완성해 간다. 변연융선부도 충분히 삭제하고 인접치의 변연융선과 조화를 이루도록 한다.

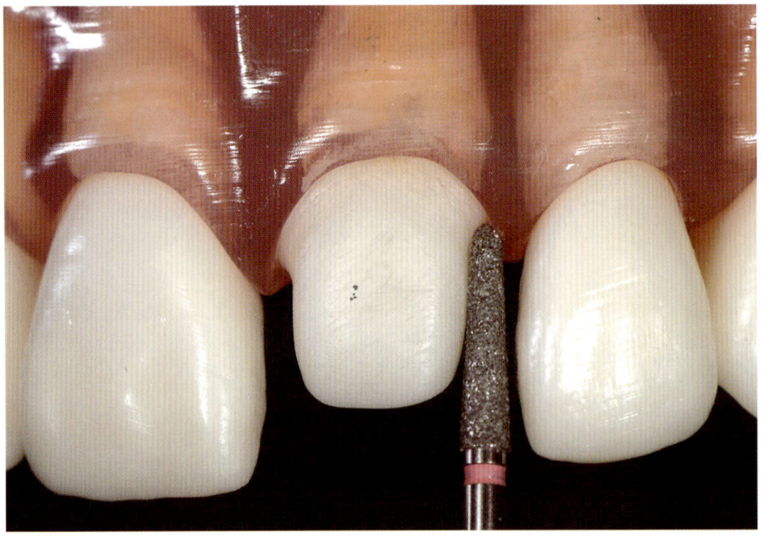

1-13. 인접 제1면의 형성. 순측면에서 인접면으로 우각부의 형성은 치은의 scallop 형태를 따라 진행한다. 기술적으로 어려움을 동반하므로 인접면부에서 치은연하에 깊게 설정하면 생물학적 폭경을 침습할 우려도 있어 신중하게 진행해야 한다. 이렇게 치은연하에 finishing line을 설정할 때는 외과용 봉합사로 압배하고 치은을 바깥쪽, 근첨 방향으로 이동시켜 finishing line부를 잘 볼 수 있게 한다.

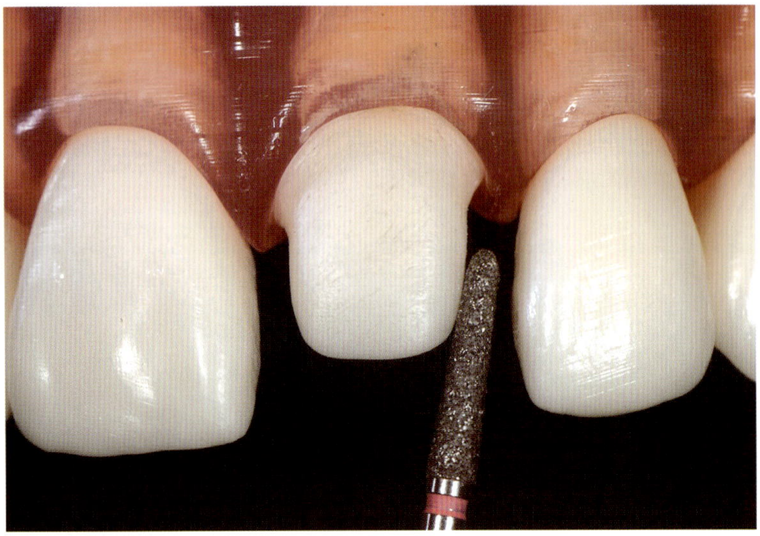

1-14. 인접 제2면의 형성. 상악 전치부에서 가장 심미성을 중시하는 곳은 절단측 1/3이다. 치아는 절단으로 갈수록 얇아지므로 절연에서 인접면에 존재하는 색과 형태를 표현할 때는 섬세한 기공 테크닉이 필요하다. 따라서 치관색 1/2 부근에서 약 20°(10°×2)의 taper를 부여하면 이곳에서 기공조작의 자유도가 높아지고 심미성을 표현하기가 쉬워진다. 이렇게 상악 전치 인접면은 2면 형성한다.

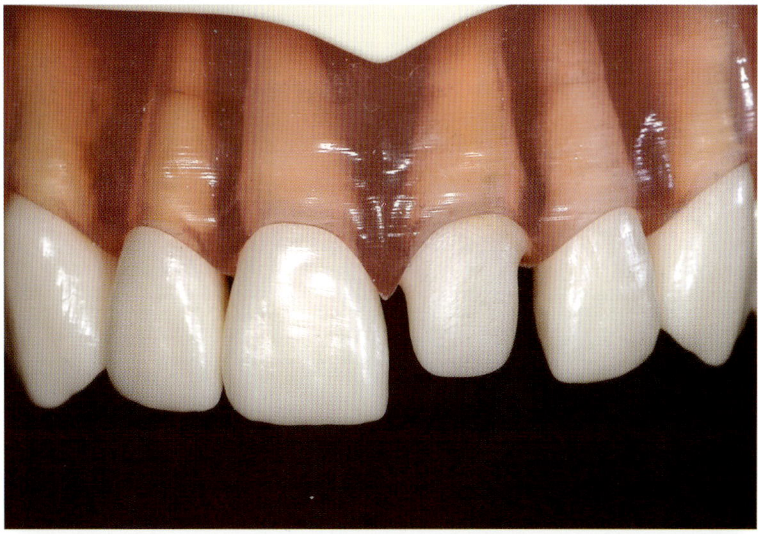

1-15. 상악 전치부에서는 심미성 회복이 중요하므로 finishing line 부근의 형성을 늘린다. 버는 두꺼운 round end taper bur(선단 반원형)를 사용. 축면을 전체적으로 좁혀가면서 동시에 모든 면을 매끈하게 만든다. 이때 절단부를 둥글게 연결한다. PFZ 또는 PFA를 선택했다면 밀링 버 두께의 둥근 형태가 필요하므로 절단부를 약 1mm 둥글린다. 따라서 절단부는 2.5~3.0mm 삭제가 필요하다.

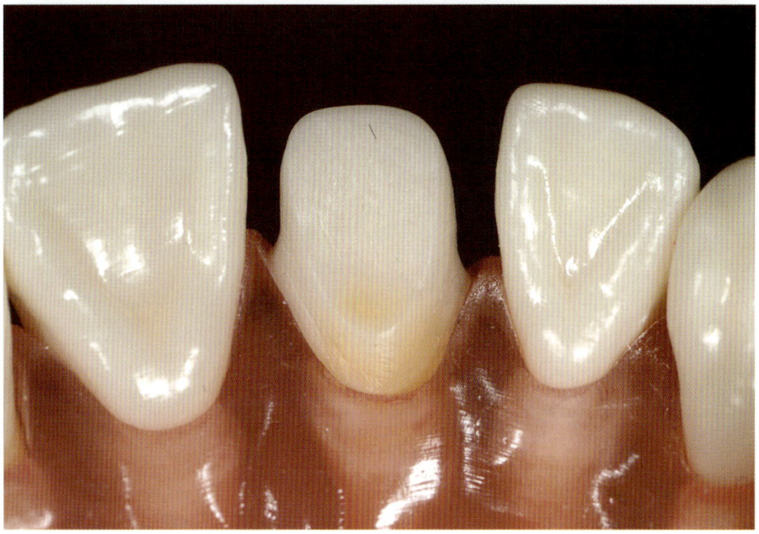

1-16. 동일, 구개측면 모습.

상악 견치의 형성

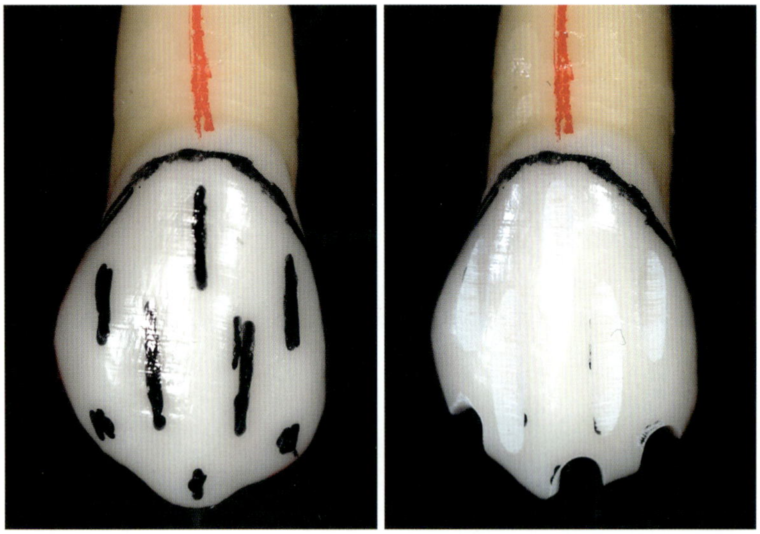

2-1, 2-2. 상악 견치의 장축은 수직선에 대해 근원심적으로 17°, 협설적으로 16°(Kraus, 1969) 경사져 있다. 임상에서는 모두 20°로 생각해도 좋다. 그 방향을 이미지하고 guiding groove를 넣는다. 상악 중절치처럼 마진 라인을 치은연상 1mm에 표시하고 guiding groove도 중절치처럼(1-2) 표시하고 그 부분을 삭제한다.

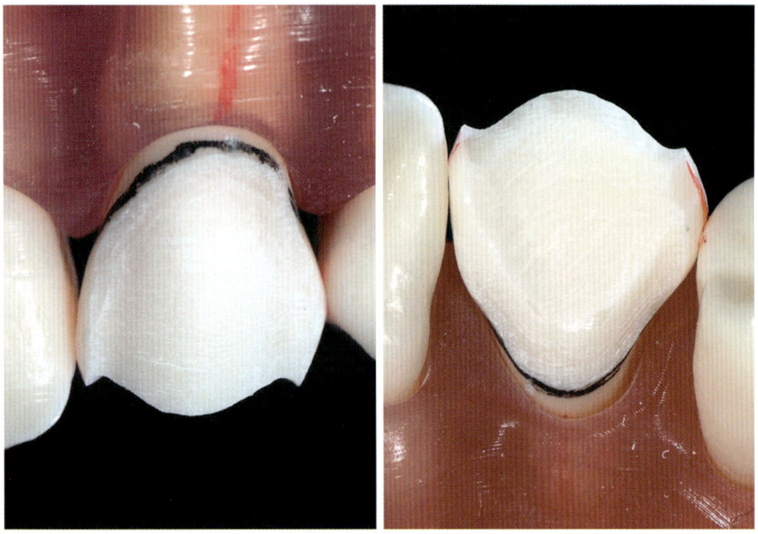

2-3, 2-4. 축면과 절단부의 rough reduction. 견치의 구개측면 형태는 다양하며 최종 크라운의 형태를 가정해 삭제한다. 근심사면은 후방으로의 bracing equalizer를 부여하는 데 중요한 형태이다. 삭제량은 목표하는 최종 형태에 가깝게 표현한다.

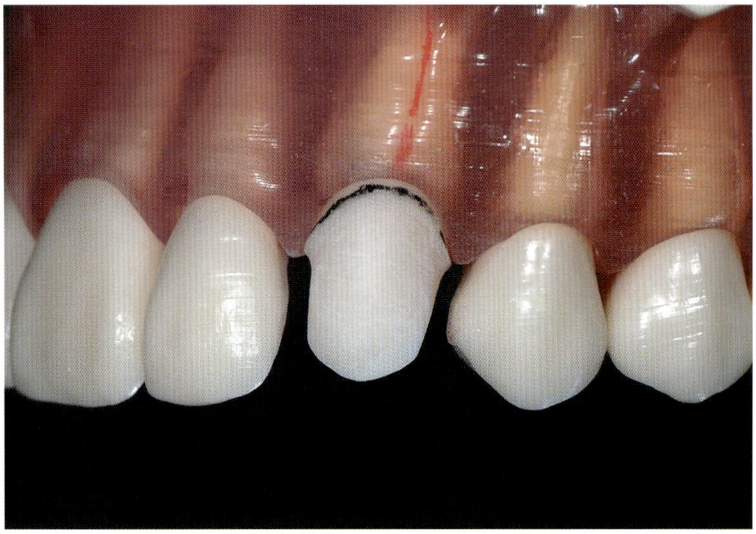

2-5 .인접면을 치아의 장축 방향에 평행하게 삭제한다.

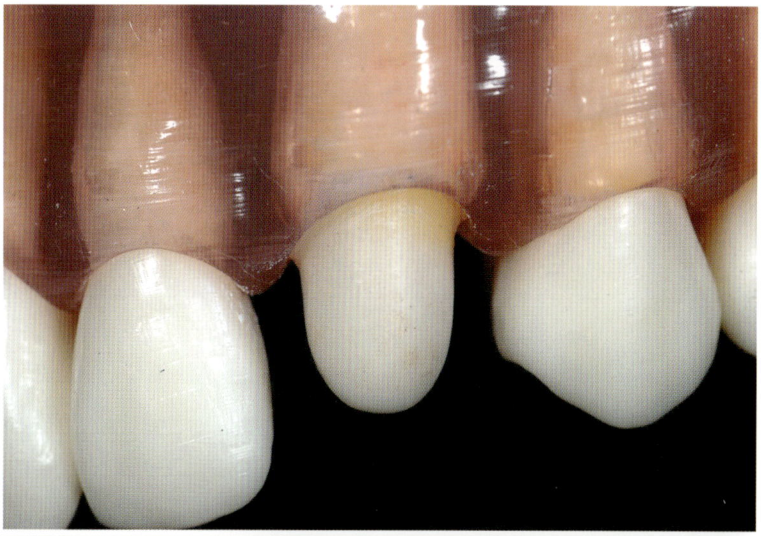

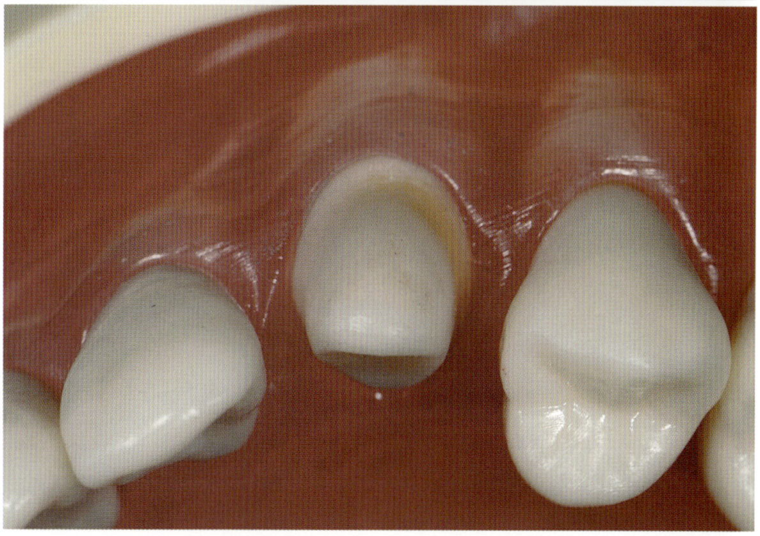

2-6, 2-7. 지대치 형성 종료 시. 견치도 심미 영역에 있고 치경부 부근의 충분한 삭제가 필요하므로 두꺼운 round end taper bur(선단 반원형)를 사용해 삭제한다. 인접면은 절단을 향해 2면 형성하고 매끈하게 연결한다.

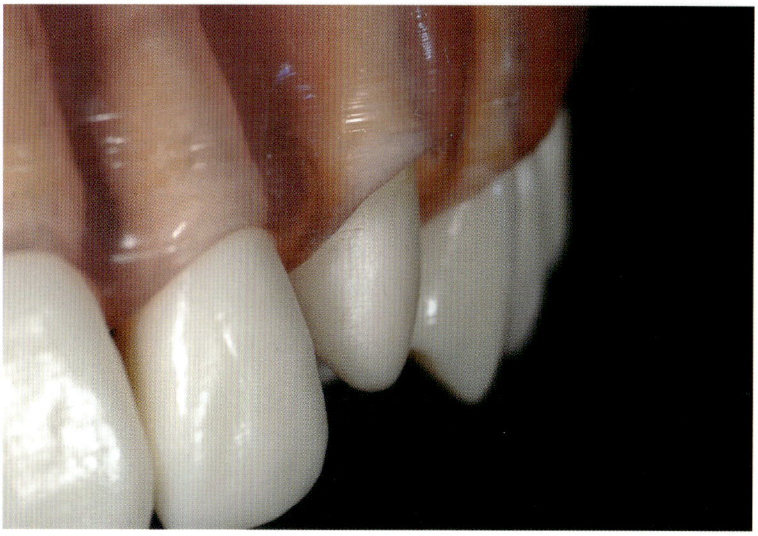

2-8. 견치의 원심면은 후방의 구치와 조화를 이루어야 한다. 순측 중앙 기준면, 절단기준면이 조화를 이루도록 제2면, 제3면이 형성되었는지 확인한다.

상악 제1소구치의 형성

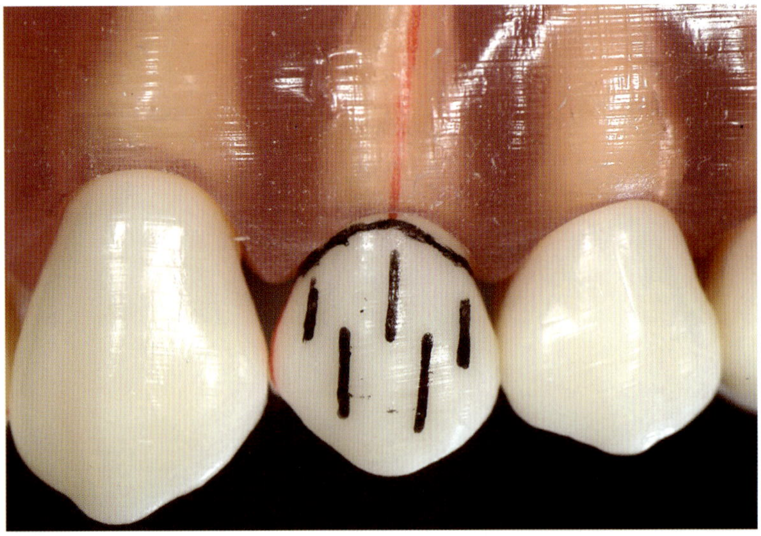

3-1. 상악 소구치는 교합평면에 대해 가장 수직이다. 임상에서 근원심적 및 협설적으로 약 10°의 경사를 가지므로 그 방향으로 guiding groove를 넣는다.

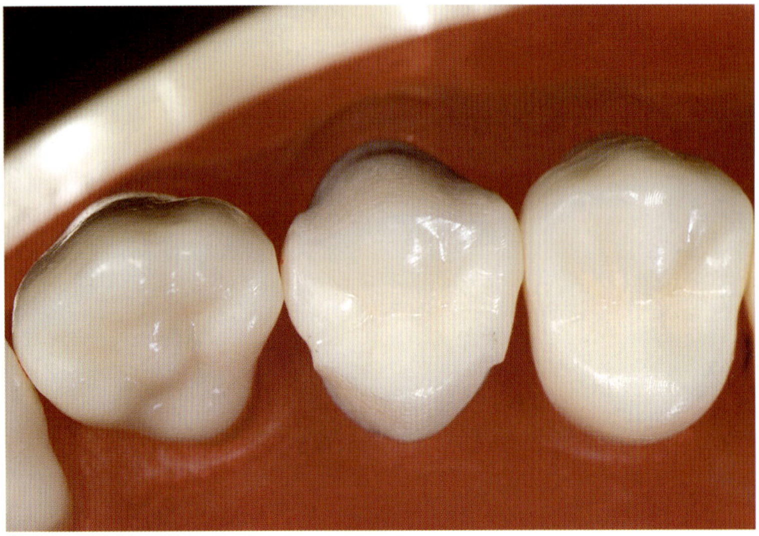

3-2. 협설 축면의 rough reduction 후 교합면 모습. 인접치에 상처를 주지 않을 정도로 근원심을 삭제한다.

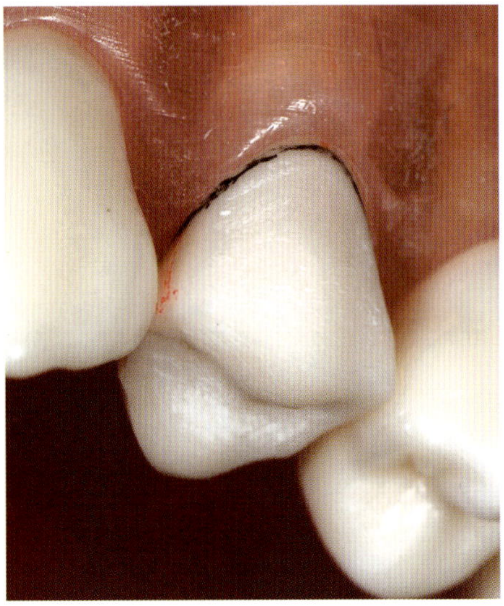

3-3. 협설 축면, 제1면, 제2면과 교합면을 rough reduction한다. 이렇게 하면 인접면에는 섬처럼 남는 부분이 생기는데, 이것은 인접치를 손상시키기 않고 가는 버를 사용해야 하므로 섬세한 bur control이 필요하고 삭제량을 최소화하기 위한 처치이다.

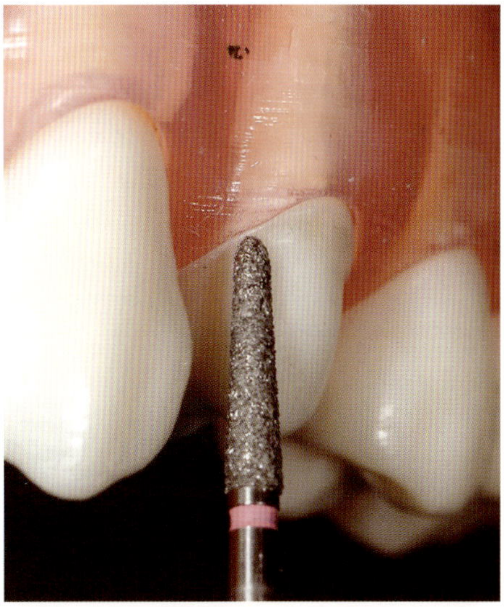

3-4. 처음에는 가는 round end taper bur(선단 타원형)를 사용해 인접면의 섬처럼 남은 부분을 삭제한다. 버를 우각부에서 신중하게 진행해 간다. 우각부는 치은의 scallop 형태를 따라 형성하므로 숙련된 기술이 필요하고 가능하다면 치은연상에 배치한다. 협측 근심우각부는 특히 강하게 삭제해 emergence profile부를 직선적으로 표현한다. Provisional 크라운의 풍융을 재조정해 심미성과 근심 중앙 함몰부의 청소성을 높인다.

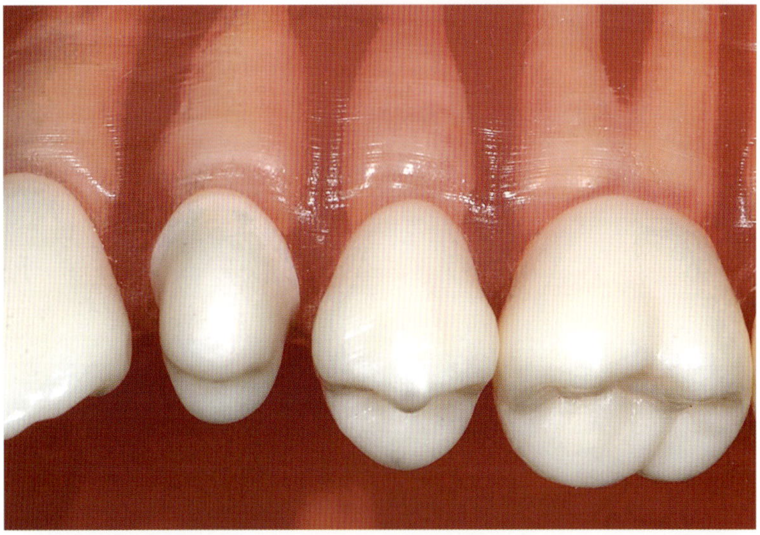

3-5. 지대치 형성 종료. 각진 곳이 없이 형태가 잘 완성되었다.

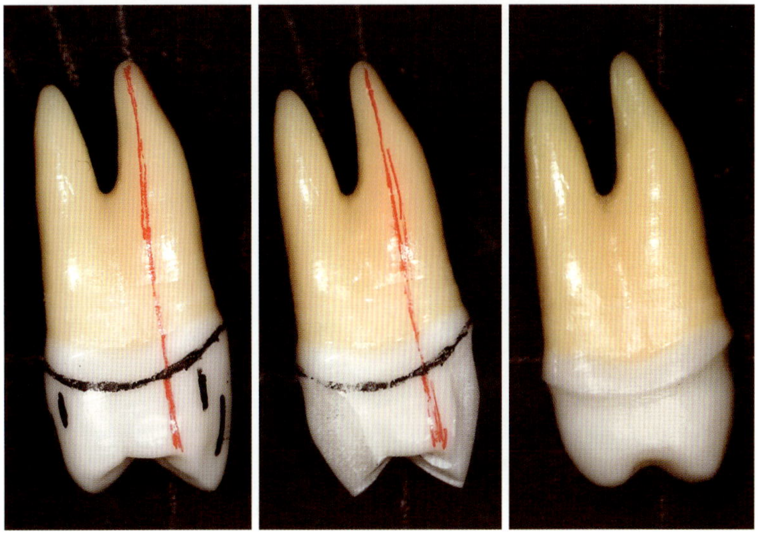

3-6~3-8. 좌측부터 형성 전, 축면 형성 후, 지대치 형성 종료. 장축 방향과 제1면의 평행성, 제2면, 제3면과 각도 차이를 쉽게 알 수 있다. 교합면은 2면 형성 + NY groove(중심와의 함몰 형성)가 잘 드러나 있다.

상악 제1대구치의 형성

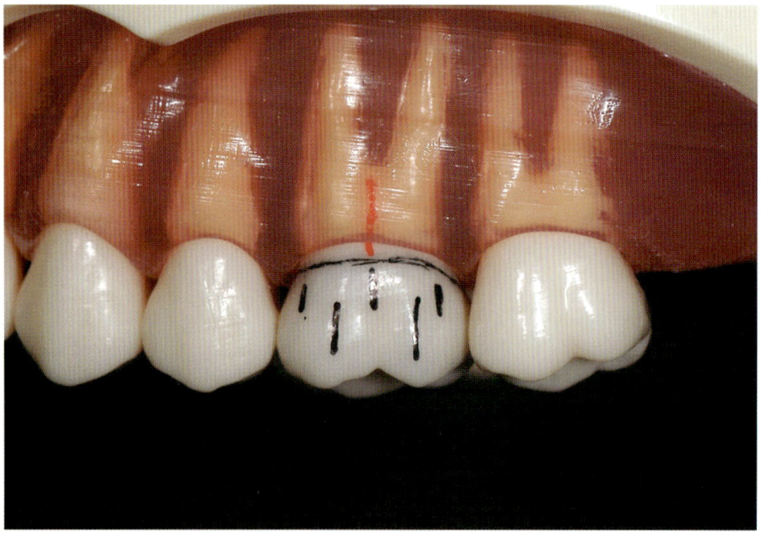

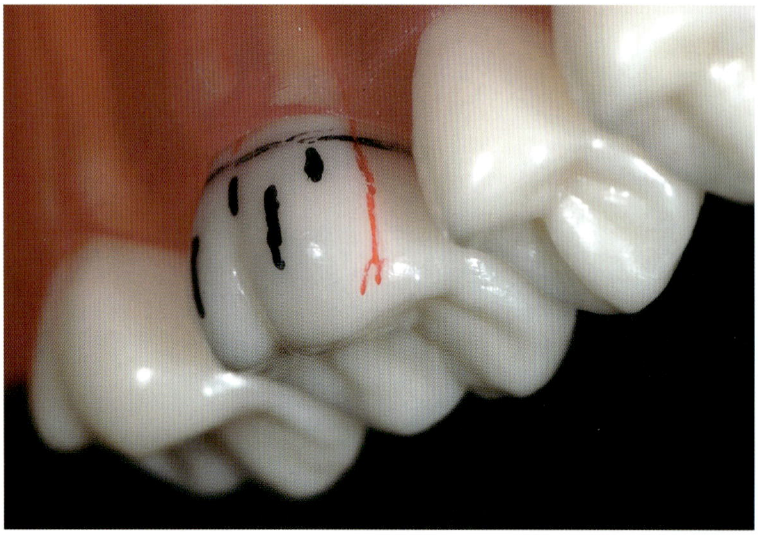

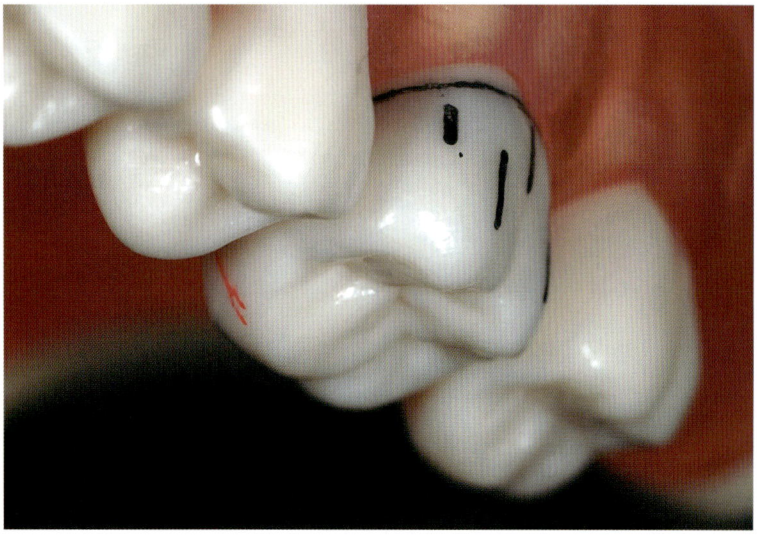

4-1~4-3. Finishing line과 guiding groove를 표시한다. 장축 방향을 잘 관찰하고 제1면, 제2면의 guiding groove를 부여한다. Finishing line은 치은연상 약 1mm로 제한한다. 상악 제1대구치의 장축 방향은 구개근과 구개측 교두정을 연결한 선이고(Kraus, 1969) 임상에서 수직선에 대해 15°이다. 15°에 맞춰 제1면의 guiding groove를 표시하고 그 사이에 제2면의 guiding groove를 표시한다. 제2면은 협측에서 수직선과 거의 평행하고 구개측에서 약 30°가 된다. 임상에서는 종종이 구개측에서 제2면의 경사가 완만해져 결과적으로 구개측 교두가 대합치의 중심와를 향하지 않거나 고유한 교합면의 폭경이 6mm 이상이 되므로 주의가 필요하다.

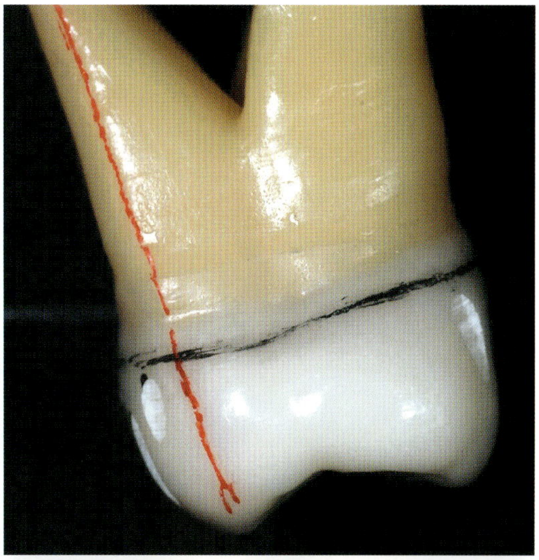

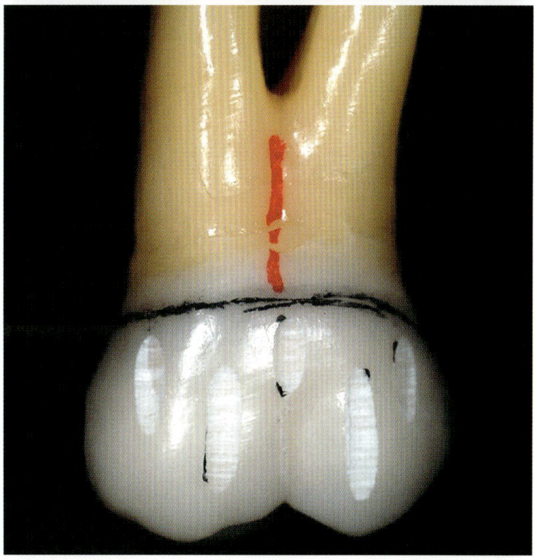

4-5, 4-6. 치아의 장축인 붉은 선에 맞춰 guiding groove를 넣는다. 제1면은 짧지만 역학적 안정성을 얻는 데 중요한 면이다.

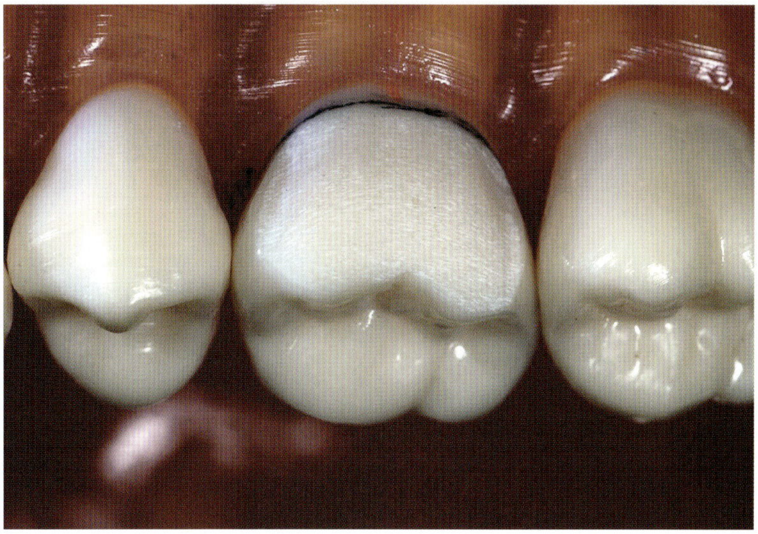

4-6. 협측면의 형성.

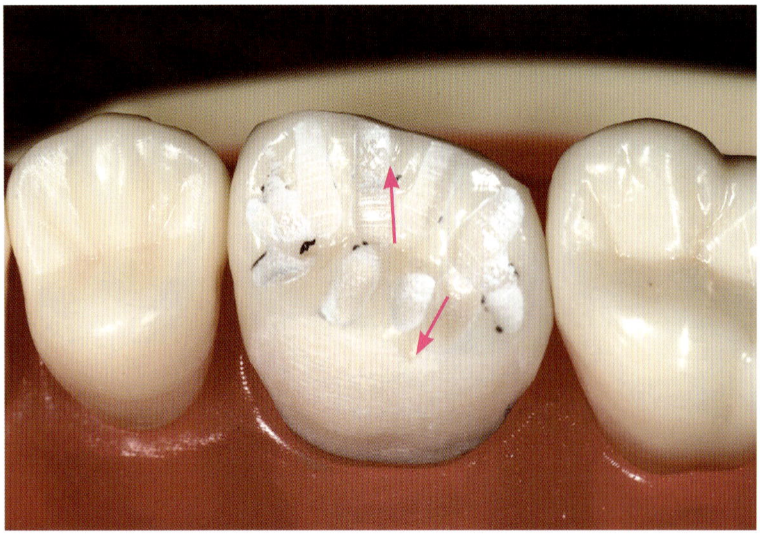

4-7. 교합면의 guiding groove는 삼각융선과 구를 따라 pear-shaped bur(nmg-9)로 형성한다. 원심소와 부근에서 출발하고 치아의 중앙을 비스듬하게 향하도록 구개구의 주행에 특별히 신경을 쓴다. 이 방향에 주의하면 비기능측 교두간섭을 피할 수 있다.

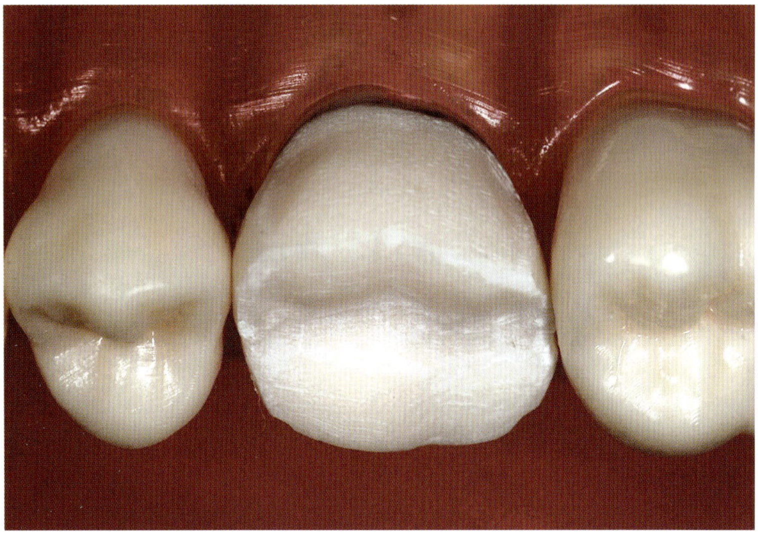

4-8. Guiding groove를 형성한 버로 교합면을 삭제한다.

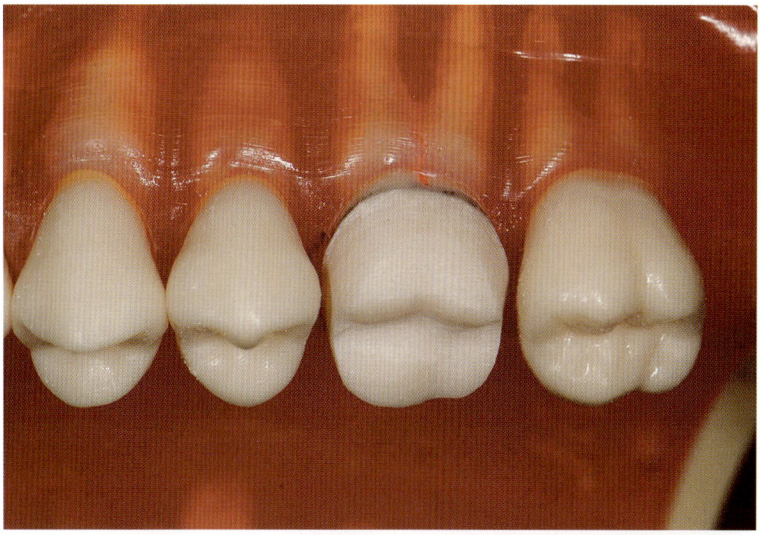

4-9. 인접면을 가는 round end taper bur(선단 타원형, nmg-4)로 삭제한다.

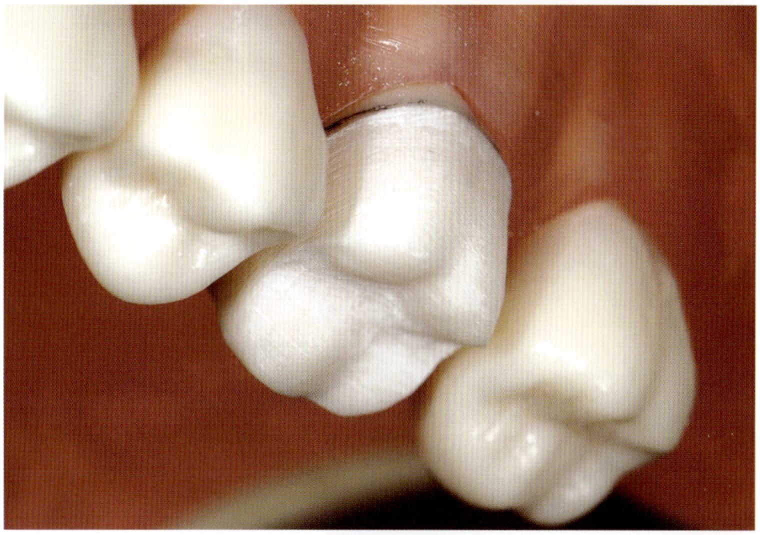

4-10. Rough reduction 종료. 아직 교두의 위치, 교두에서 변연융선에 걸친 사면의 형성, 제3면이 형성되지 않았다. 중심교합위에서 중요한 bracing equalizer의 교합면 접촉점을 확보하기 위해 사주융선 부분을 비슷하게 남긴다.

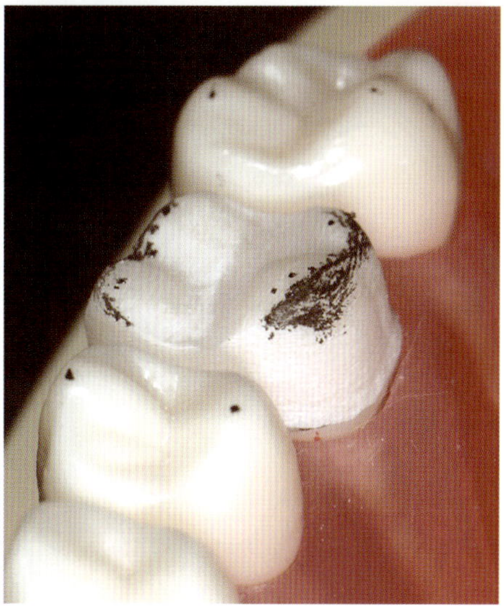

4-11. 인접치 교두의 위치, 교합시켰을 때 대항관계를 확인하고 지대치 기능측 교두의 위치를 결정한다. 제2면을 수정하면서 제3면을 형성하고 교두의 위치를 결정한다. 비기능측 교두를 그곳에서 5.5~6mm되는 곳에 배치한다. 비기능측 교두도 인접치와 조화를 이루는지 확인한다.

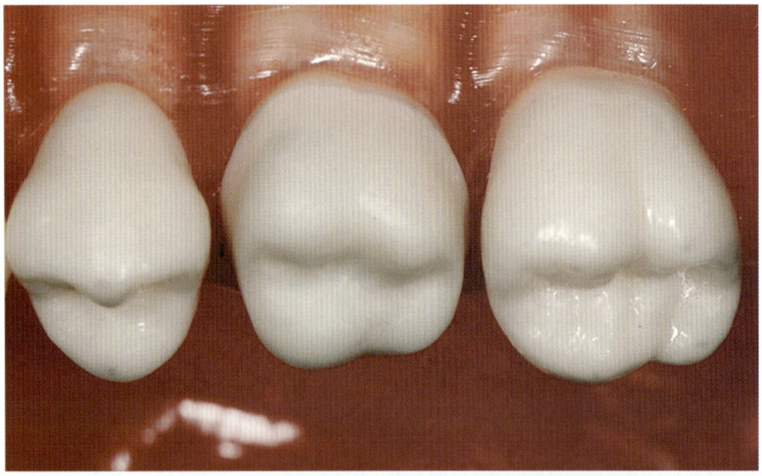

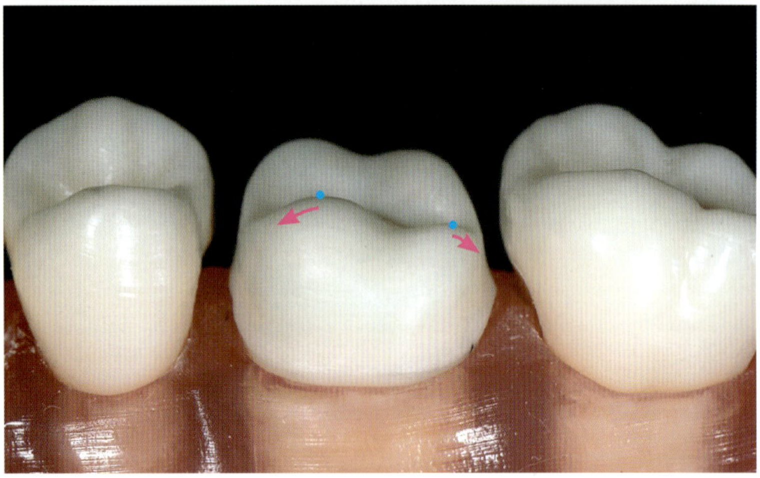

4-12, 4-13. 각 교두에서 변연융선을 향해 사면을 이루고 변연융선부가 충분히 삭제되어 있으면 둥근 느낌의 인접치와 조화를 이루는 변연융선을 회복할 수 있다. 그러면 퇴로를 확보하고 food impaction을 방지할 수 있다. 또한 교합면 중앙부에 NY groove를 넣으면 안정적인 중심교합위를 회복할 수 있다. 구개구, 협면구를 정확한 방향으로 충분히 삭제하면 교두간섭을 방지할 수 있다. 또한 축면 제2면, 제3면은 우각부를 통과한 지점에서 끝난다.

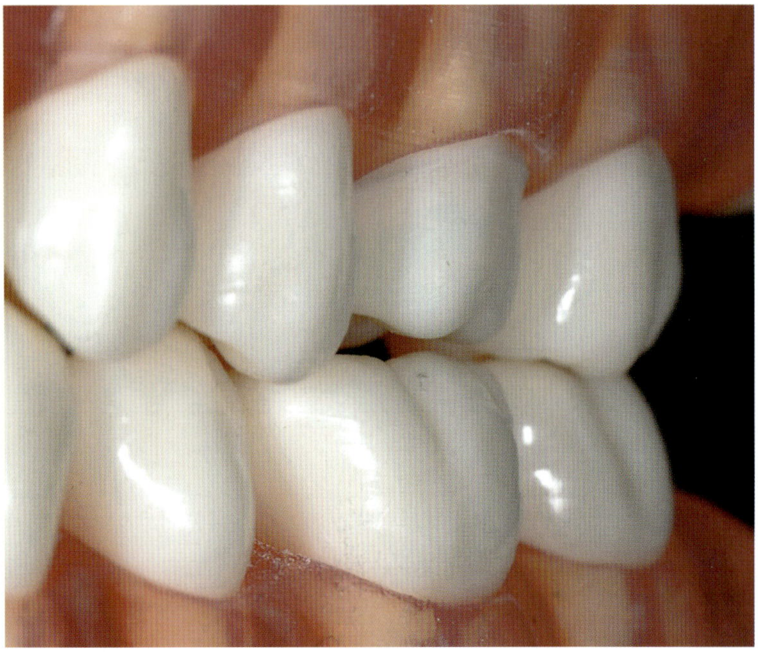

4-14. 비기능측 교두는 대항 관계가 없으므로 삭제가 부족할 수 있는데, 교합면 제2면을 정확하게 형성하고 provisional 크라운으로 형태를 확인해야 한다.

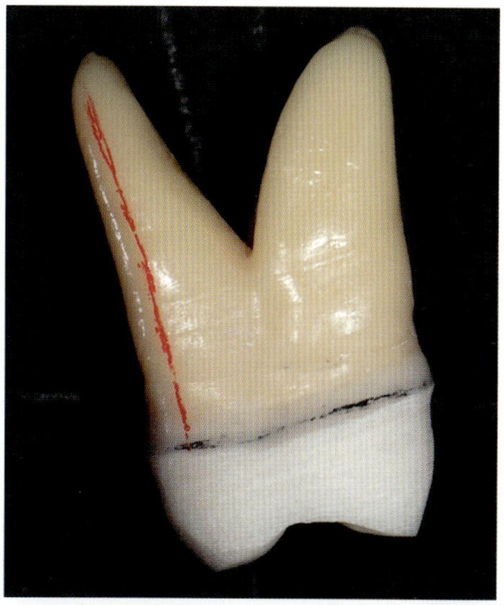

4-15. Rough reduction을 종료한 축면. 장축 방향의 제1면과 제2면의 각도 차이가 분명하다. 이 시점에서 제3면은 아직 형성되지 않았다. 교합면은 중심와의 NY groove, 융선부의 2면 형성을 확인할 수 있다.

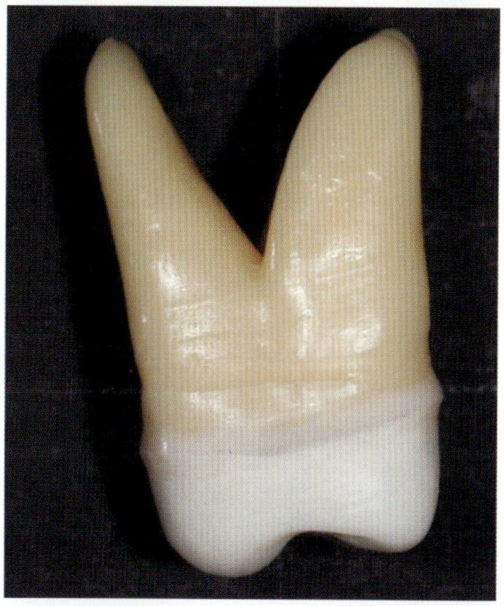

4-16. 형성 종료 시. 축면의 세 면은 매끈하게 연결하고 교합면에 도달한다. 교합면은 중심와에 NY groove를 형성하고 제1면, 제2면은 매끈하게 연결해 축면과 만나 교두정의 위치를 결정한다.

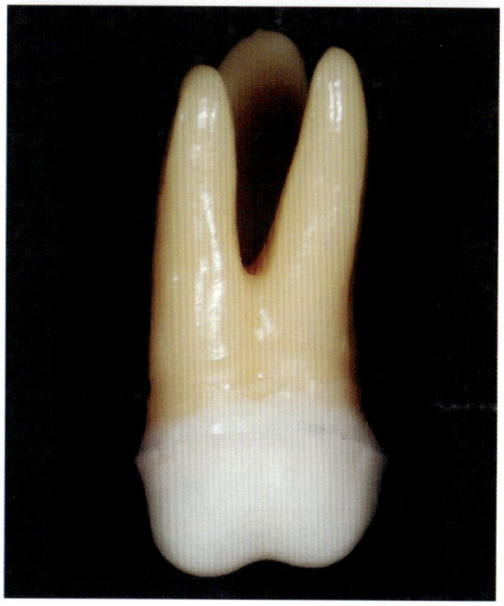

4-17. 근원심의 교두정을 정점으로 각각 변연융선, 협면구로 사면을 형성한다. 협면구 부근만 강하게 삭제하고 외관을 자연스럽게 회복한다.

하악 제1대구치의 형성

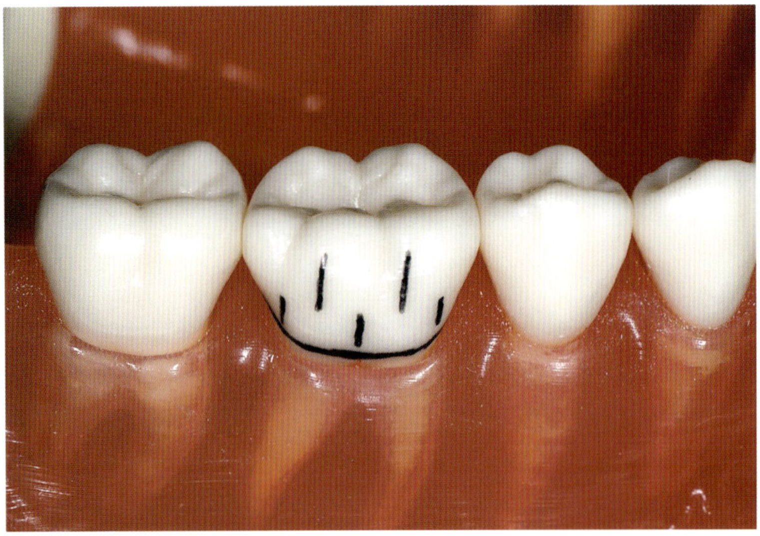

5-1. 하악 제1대구치 근심근은 10° 근심으로 경사(Kraus 1969)지고 치아의 장축은 수직선에 대해 설측으로 15° 경사져 있다. 이것을 기준으로 제1면의 guiding groove를 부여하고 35° 각도에서 제2면의 guiding groove를 넣는다.

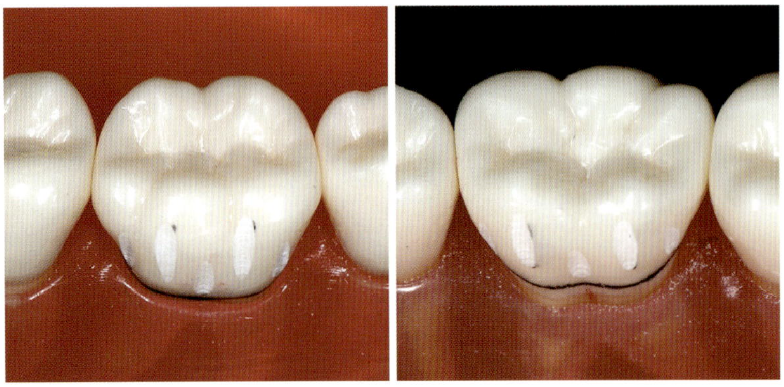

5-2, 5-3. Guiding groove는 버의 직경 1/3 정도로 제한하고 지나치게 깊게 넣지 않는다. 목표하는 finishing line을 넘지 않도록 한다. 설측에도 guiding groove를 부여한다. 특히 제1면은 15° 내측 경사져 있으므로 혀를 배제하고 형성한다.

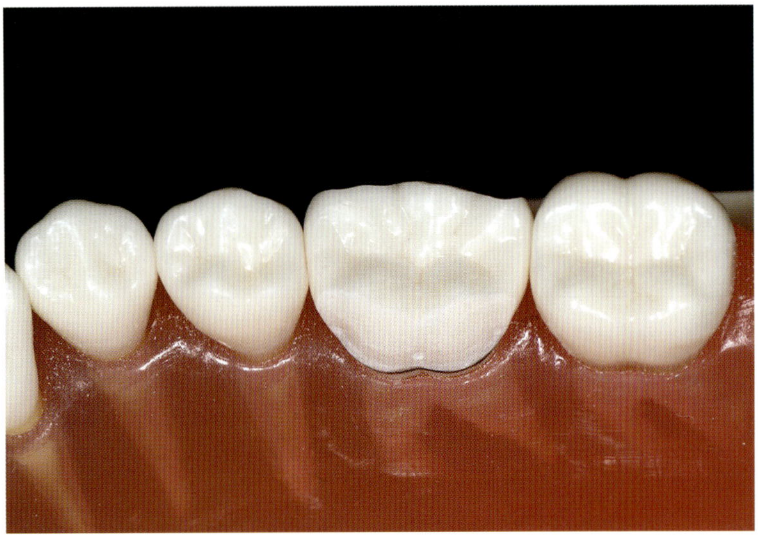

5-4. 인접치가 훼손되지 않은 범위에서 형성면을 근원심으로 연장해 간다.

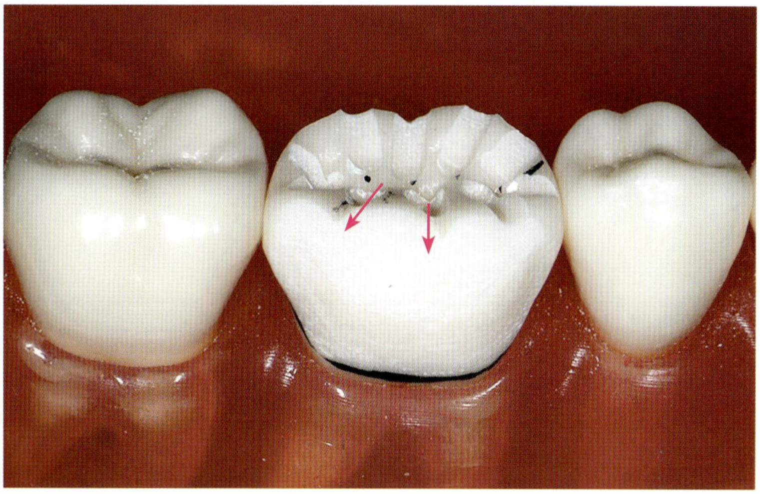

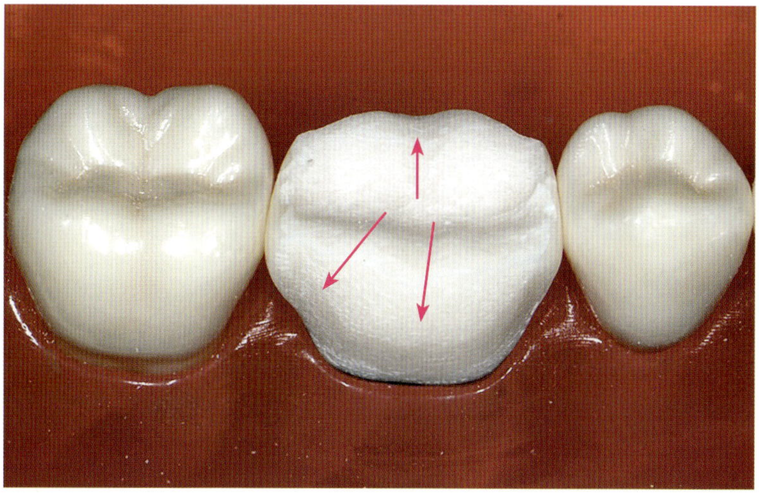

5-5, 5-6. Pear-shaped bur(nmg-9)로 guiding groove를 부여. 약 1mm의 깊이를 기준으로 치관 외형과 비슷하게 삭제한다. 협측 원심구에 있는 부분은 중앙와에서 원심 방향으로 주행하고 비작업측 편심위일 때 교두간섭을 피하기 위해 이 방향을 정확하게 기억한다. 교합면은 융선에 비슷해지도록 2면 형성 + 중심와 NY groove(함몰)를 형성한다.

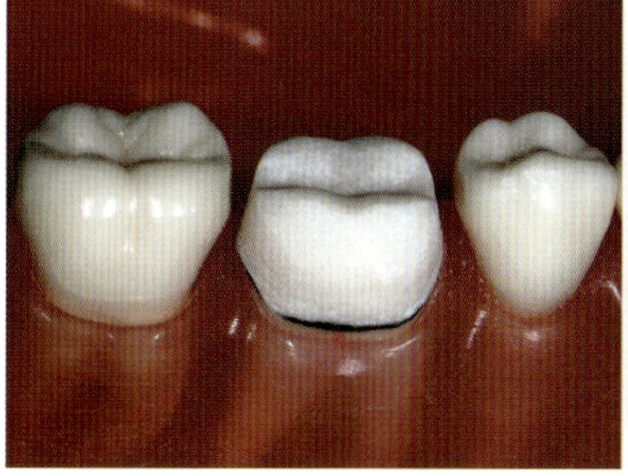

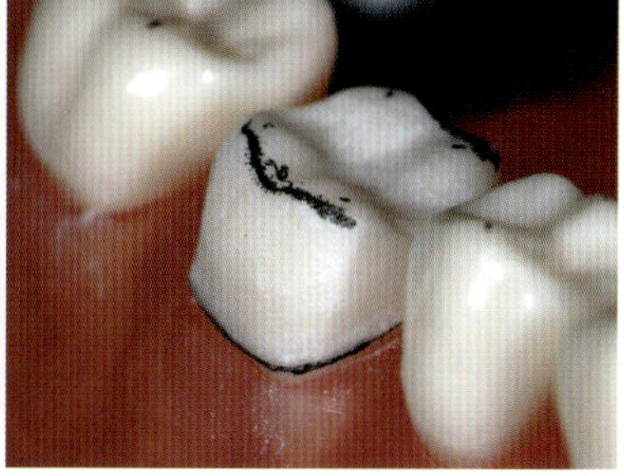

5-7, 5-8. 상하 감합시킨 상태에서 교두 대 와의 관계를 확인하고 인접치의 교두정을 연필로 표시한다. 협설측 교두 간 거리가 6mm 이내에 들어가도록 축면 제2면, 제3면, 교합면을 더 삭제한다. 기능측 교두가 대합치의 중심와를 향하는 위치를 기준으로 정한다. 이렇게 크라운에 안전한 교두 대 와의 관계를 형성해 간다.

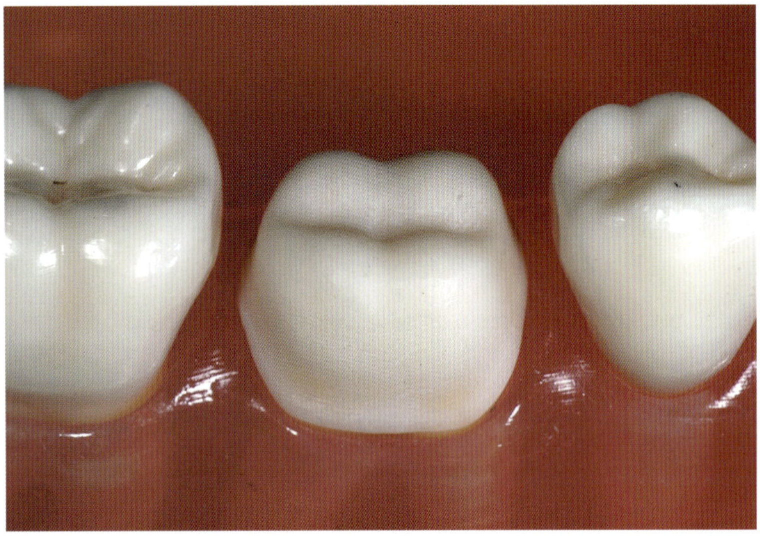

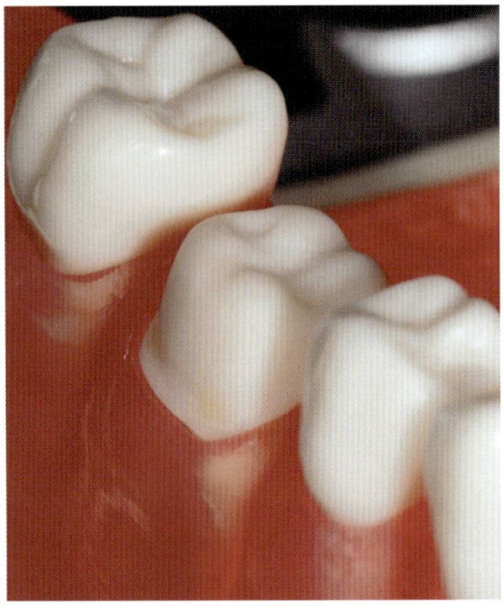

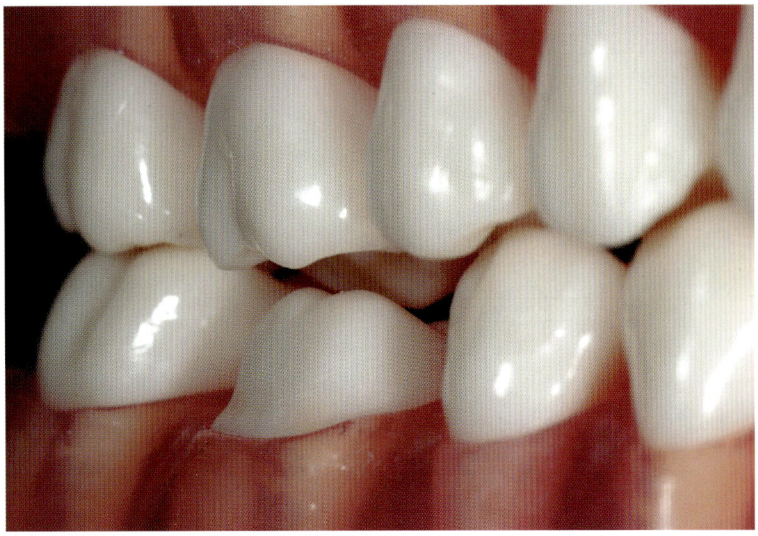

5-9~5-11. 지대치 형성 종료. Retention wall이 되는 축면 제1면, 인접면, 수직선에서 약 35° 경사진 제2면, 제3면은 교두정에 연결해 대합치의 와를 향해간다. 중심와는 깊게 형성하고 안정적인 중심교합위를 달성한다. 교두정에서 각각의 변연융선에 축면 형성하고 식편압입이 없는 변연융선을 회복할 수 있다. 또한 모든 면은 매끈하게 연결하고 교합압에 의한 응력의 집중을 방지한다.

COLUMN

모형에 담긴 반세기 수복치료의 역사

Chapter 6에 사용한 모형에는 반세기에 이르는 필자(구와타)의 '치아 형태에의 고집'이 들어있다.

그림 C-1은 미국에 건너간 지 얼마 되지 않은 1963년에 근무를 마치고 연습 삼아 full mouth의 왁스 모형을 제작한 것이다. 지금은 단순히 자연치의 형태를 모방한 것이 보이지만, 그 당시에는 '대단하다! 자연치와 똑같다'는 칭찬을 듣고 즐거워했던 기억이 있다.

그 후 PFM이 개발되었고 수복물을 제작하려면 치과 외형에 관한 기준이 필요하다고 생각해 three plane concept 등을 발표하게 되었다. Kuwata College와 기공학교에서 학생을 지도할 때에 치과의료에 종사하는 사람이라면 누구나 치아와 치열의 외형을 정확히 이해해야 하며 그것이 기능적, 생물학적 치과의료를 진행하는 근간이라는 것을 실감하고 있다.

2008년 교육현장에서 보다 수준 높은 모형을 사용했으면 하는 생각에 주식회사 Nissin의 도움을 받아 새로운 모형 제작에 착수했다. 새로운 모형은 치관과 치근의 관계를 알 수 있도록 치근까지 재현하고 치은부분에서 철거할 수 있도록 했고, 필자가 직접 왁스 형성과 형태 수정을 하고 계속해서 보완을 해 드디어 올해 완성을 앞두고 있다(그림 C-3).

이 모형의 지대치 형성 사진을 본서에 실을 수 있도록 시작(試作) 모형을 제작해 주신 주식회사 Nissin에 이 자리를 빌려 감사의 마음을 전한다.

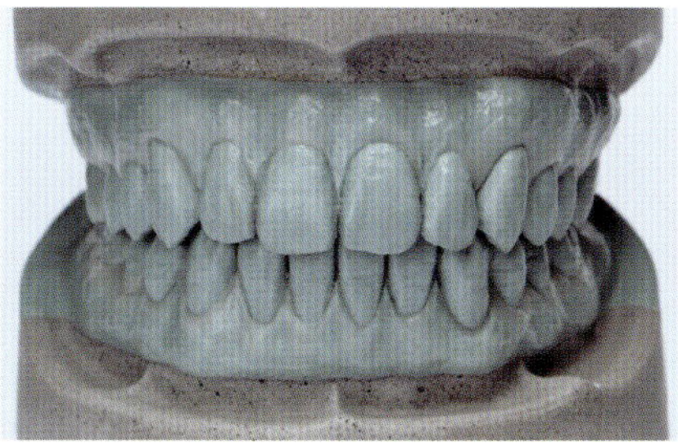

그림 C-1. 1963년에 구와타가 full mouth 왁스를 형성한 모형.

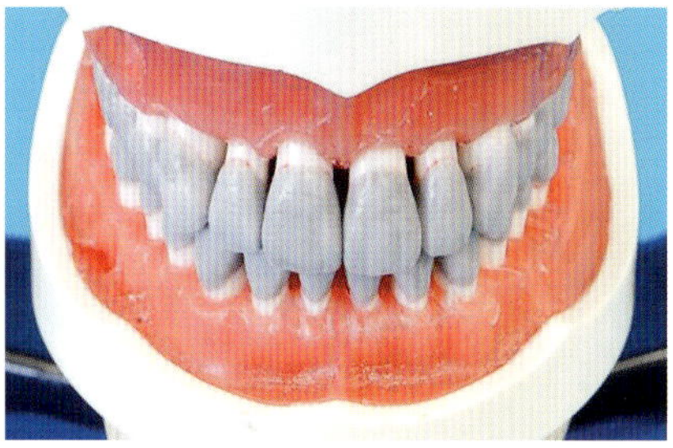

그림 C-2. 2008년에 수정한 왁스 형성.

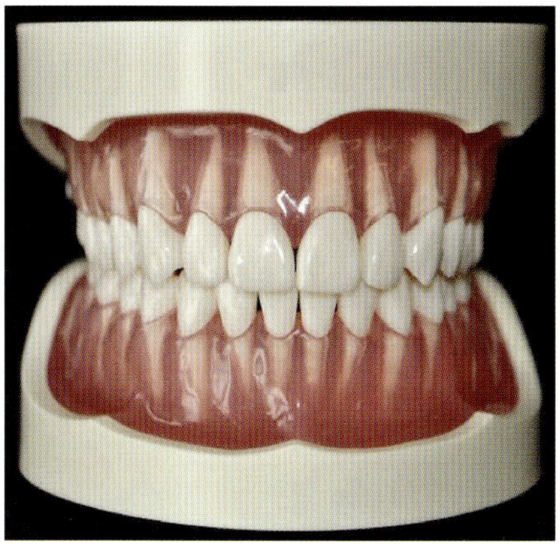

그림 C-3. 완성한 모형.

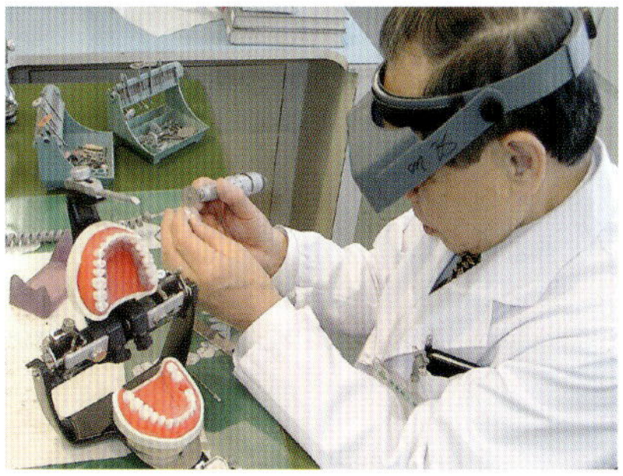

그림 C-4. 치아 하나 하나의 형태를 수정하는 구와타.

COLUMN

우식 예방·지각과민에 도움이 되는 신소재 : Nanoseal

수복물은 구강 내에 장착한 날로부터 세균의 침입과 끊임없는 저작계의 외력에 노출되고 재치료의 위험성을 갖게 된다. 접착성 시멘트와 치질 또는 크라운이 박리되어 세균이 침입하면 그 곳에 우식이 발생된다. 재치료의 적절한 시기를 놓치면 치아의 보존조차 어려운 상황에 이를 수도 있다. 수복물 자체는 우식의 예방에 대해 무기력한 존재이다.

노출된 상아질의 상아세관에 도포하면 미네랄화되어 내산성의 나노 입자로 봉쇄하는 Nanoseal(일본치과약품)이라는 제품이 발매되었다(그림 D–1). 이 제품은 지각과민 억제제로 발매되었지만, 그 효능은 지각과민 억제 효과는 물론 pH 2.7의 콜라에 110시간 보관해도 녹지 않을 정도의 내산성을 상아질과 법랑질에 제공하는 효과가 있다(그림 D–2).

또한 재석회화능이 있고 바이오필름 비부착성도 있어 형성한 치면뿐만 아니라 모든 치면에 대해 내우식성을 부여할 수 있는 획기적인 제품이라고 생각한다.

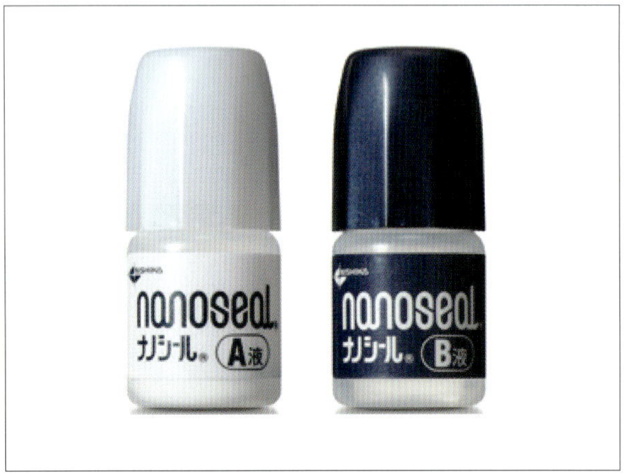

그림 D–1. Nanoseal(일본치과약품).

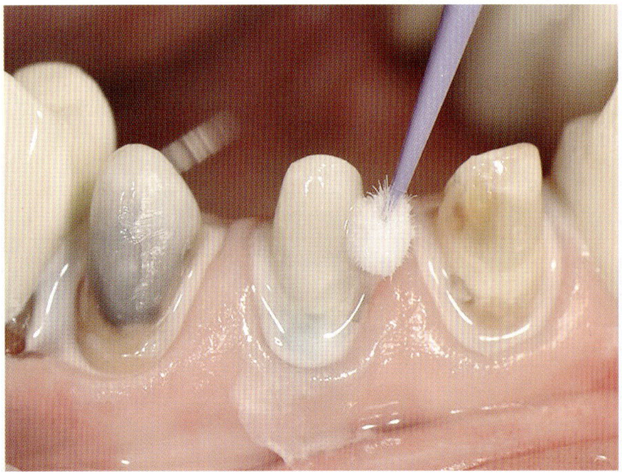

그림 D–2. Nanoseal을 지대치 형성면에 도포. 지각과민을 억제하고 치질에 내산성, 내우식성을 제공한다.

기자재 일람

기자재		문의처
형성용 버 (p56)	NMG tooth prep. burs (제조원 : 日向和田精密製作所)	Ourdent (Tel 096-331-0567, Fax 096-331-0577, http://www.ourdent.com/)
	N.Y.H. Preparation kit	茂久田商会 (Tel 078-303-8241, Fax 078-303-2151, http://www.mokuda.co.kp/)
	Diamond bur	松風 (Tel 075-561-1112, Fax 075-561-1747, http://www.shofu.co.kp/)
	Comet Diamond bur	모모세歯科商会 (Tel 06-6773-3333, Fax 06-6773-3361, http://www.momose-dm.co.jp/)
형성용 버 (p63)	Comet Sonic Harmony	모모세歯科商会
초음파 절삭기구 (p63)	Suprasson P-MAX (제조원 : SATELEC)	白水貿易 (Tel 06-6396-4400, Fax 06-6396-4457, http://www.hakusui-trading.co.jp/)
	Perfect Margin Ultra tip (제조원 : SATELEC)	白水貿易 (2012 년 가을 발매 예정)
치은압배용 기구 (p82)	Nordent Duralight codepacker #122J	Yoshida (Tel 03-3845-2971, Fax 03-3845-2894, http://www.yoshida-dental.co.jp/)
	멸균처리한 봉합사 3-0, 4-0(검정)	秋山製作所 (Tel 03-3811-0804, Fax 03-3812-8857, http://www.odn.ne.jp/akiyama/)
치과모형 (p113)	구와타 모델	Nissin (Tel 075-257-7255, Fax 075-257-7256, http://nissin-dental.jp/)
지각과민 억제재 (p114)	Nanoseal	日本歯科薬品 (Tel 083-222-2221, Fax 083-222-2220, http://www.nishika.co.jp/index.html)

[부 록]

Preparation Manual for the Dental Profession

Contents

지대치 형성면의 기준

제1면 치아의 장축 방향

제2면 중앙 기준면

제3면 교두(절단) 기준면

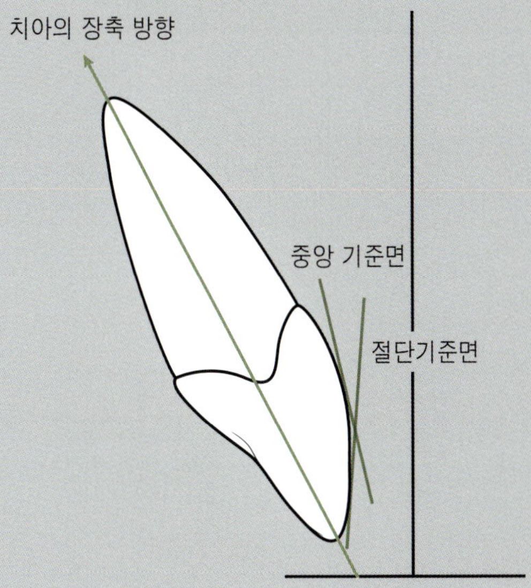

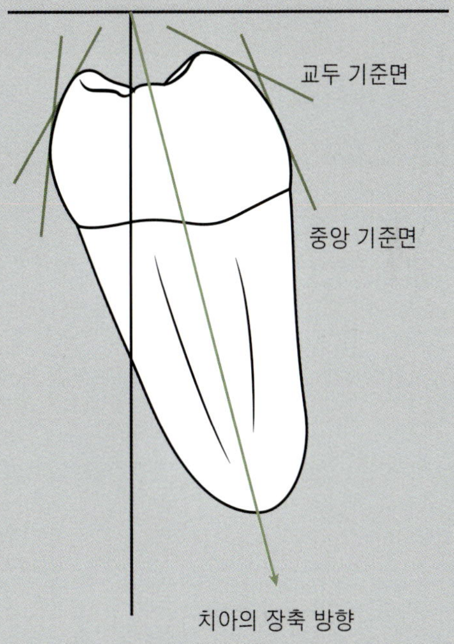

수직선에 대한 치아의 장축 방향 · 제2면 · 제3면의 각도

상악

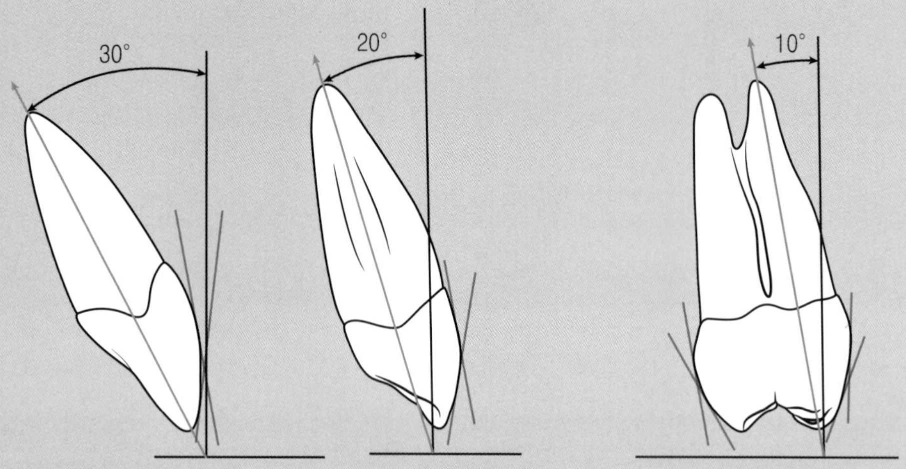

	상악 1 순측	상악 3 순측	상악 4, 5	
			구개측	협측
장축 방향	30°	20°	10°	10°
제 2 면	10°	10°	10°	약간 내측
제 3 면	약간 내측	− 10°	30°	− 20°

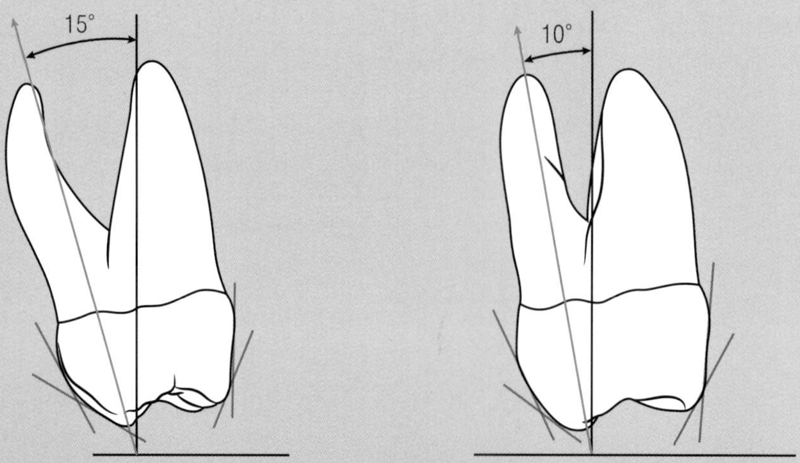

	상악 6		상악 7	
	구개측	협측	구개측	협측
장축 방향	15°	15°	10°	10°
제 2 면	30°	0°	25°	− 5°
제 3 면	60°	− 25°	55°	− 30°

*플러스는 외측(순협측)으로, 마이너스는 내측(구개측 · 설측)으로의 경사를 나타낸다

하악

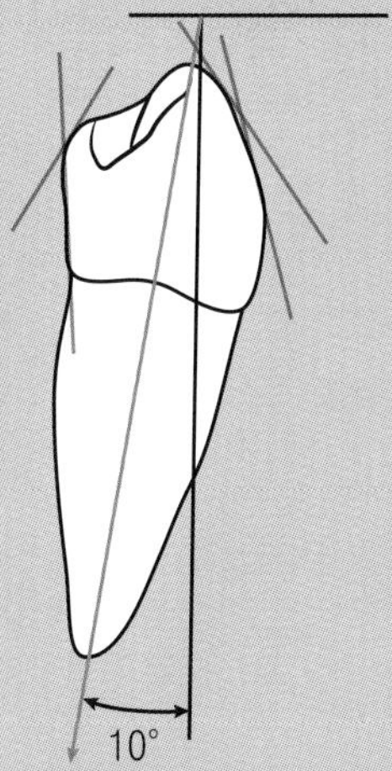

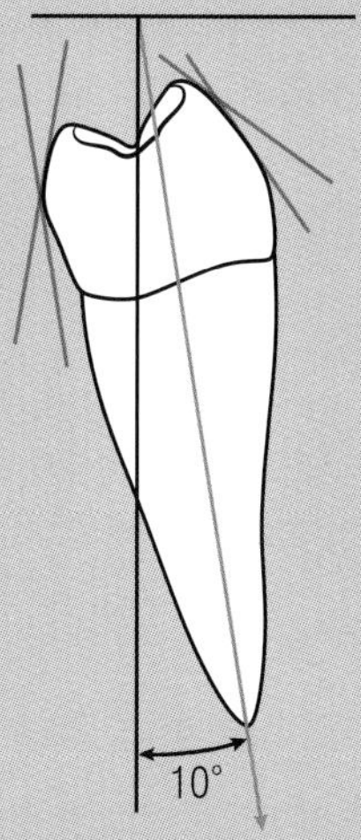

	하악 4		하악 5	
	설측	협측	설측	협측
장축 방향	10°	10°	– 10°	– 10°
제 2 면	– 5°	– 15°	– 10°	– 35°
제 3 면	30°	– 35°	10°	– 55°

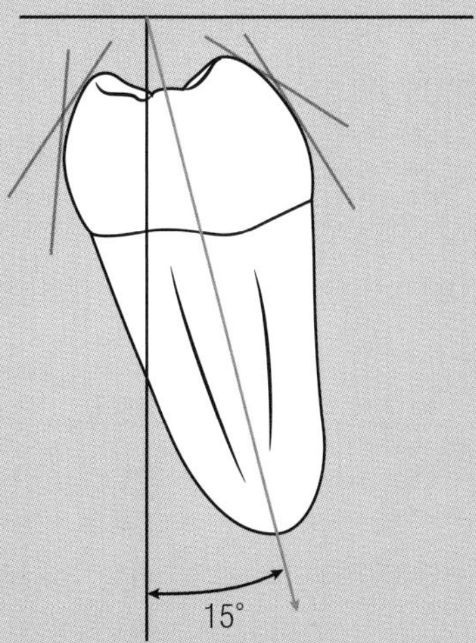

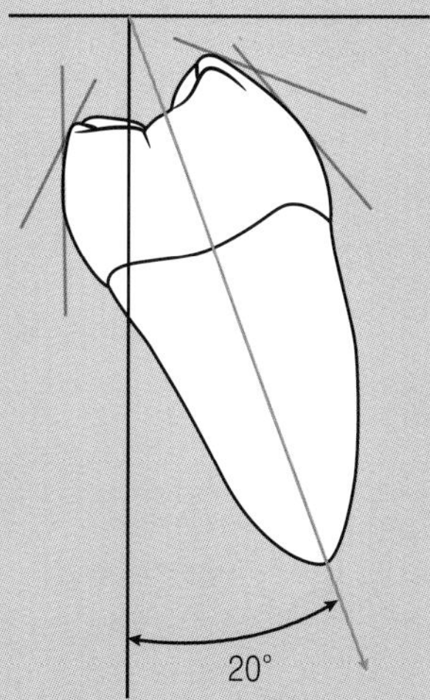

	하악 6		하악 7	
	설측	협측	설측	협측
장축 방향	– 15°	– 15°	– 20°	– 20°
제 2 면	5°	– 35°	0°	– 40°
제 3 면	35°	– 65°	30°	– 70°

하악 제1대구치의 지대치 형성

협측면(3면 형성)

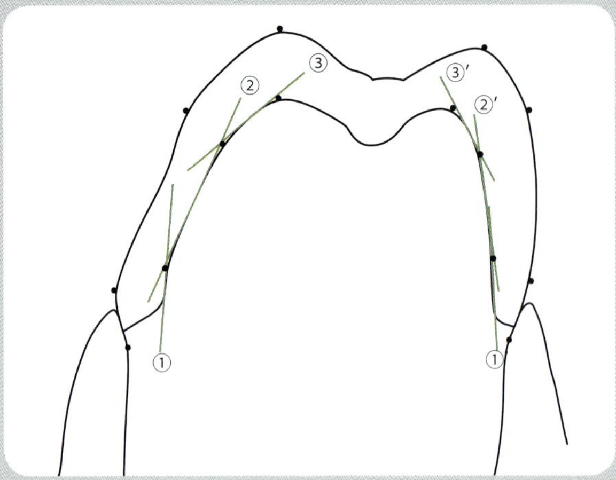

제1면
장축 방향 : 15° 내측 경사

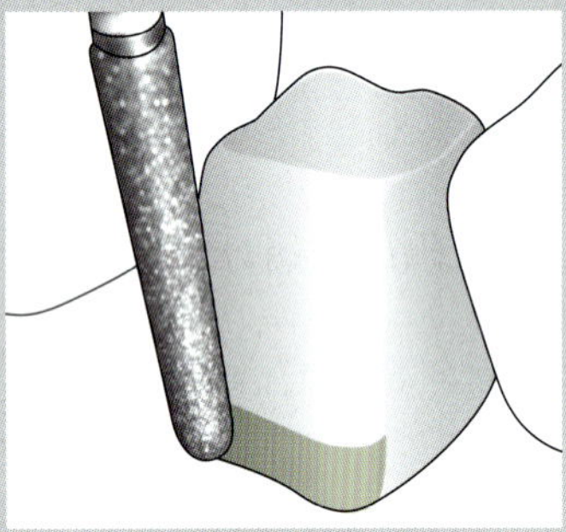

제2면
35° 내측 경사

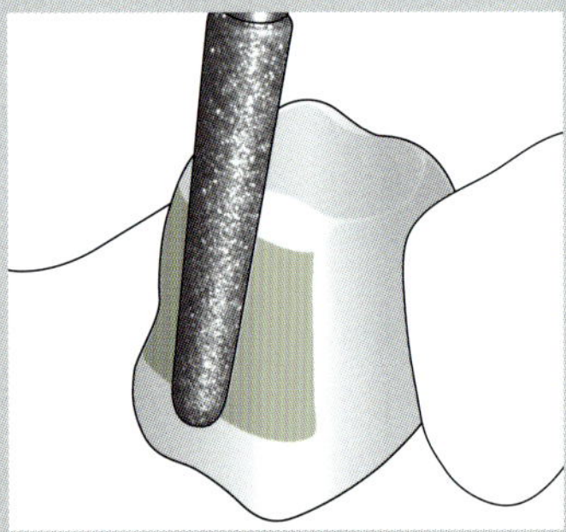

제3면
65° 내측 경사

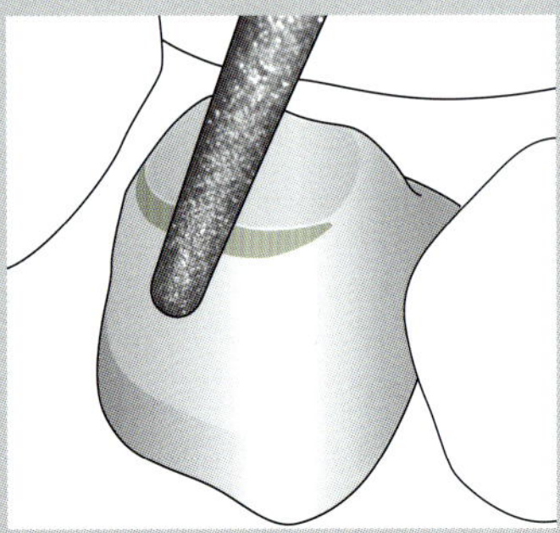

설측면(3면 형성)

제1면
장축 방향 : 15° 내측 경사

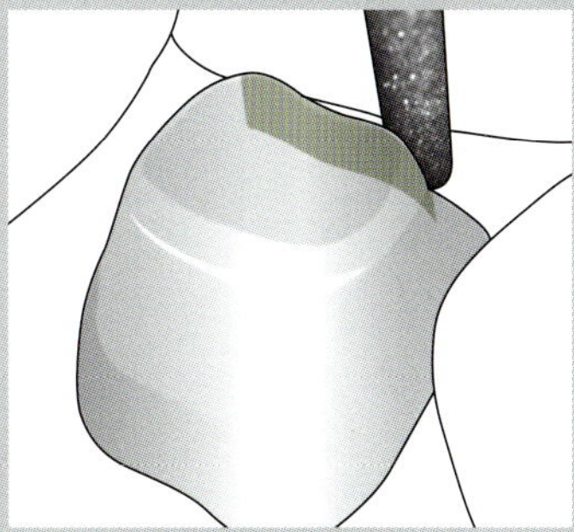

제2면
5° 경사

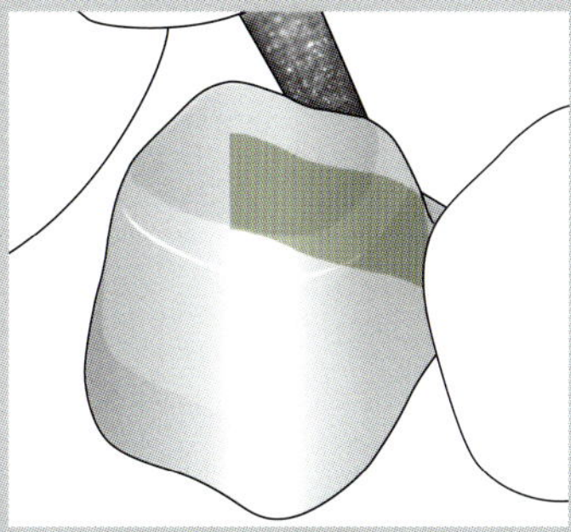

제3면
35° 경사

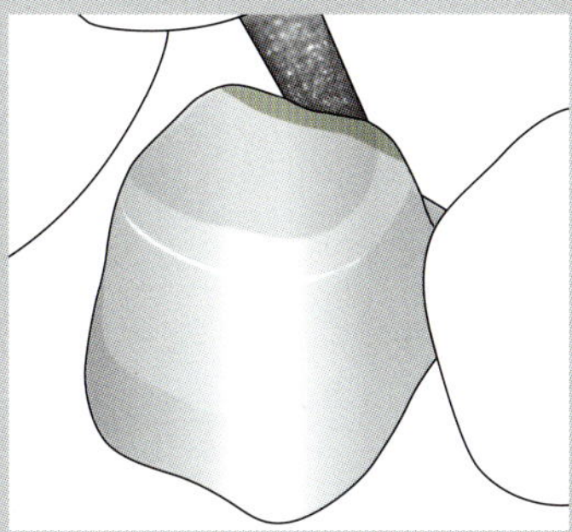

하악 제1대구치의 지대치 형성

교합면(2면 형성 + NY groove)

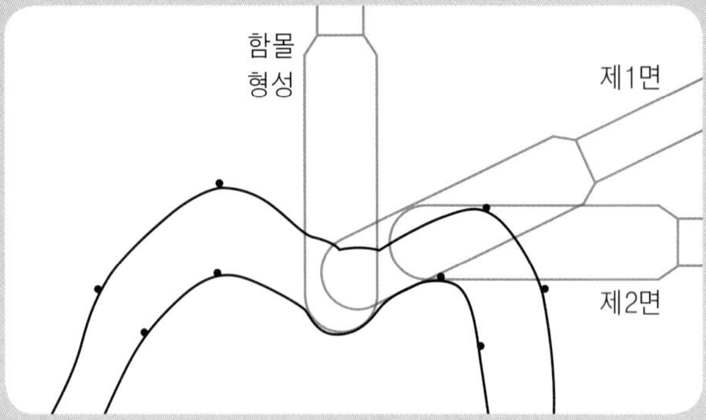

제1면
변연융선과 평행하게 형성

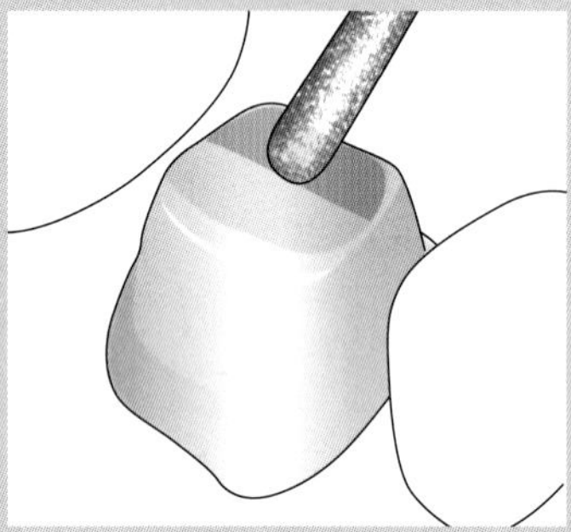

제2면
버를 수평에 가깝게 경사

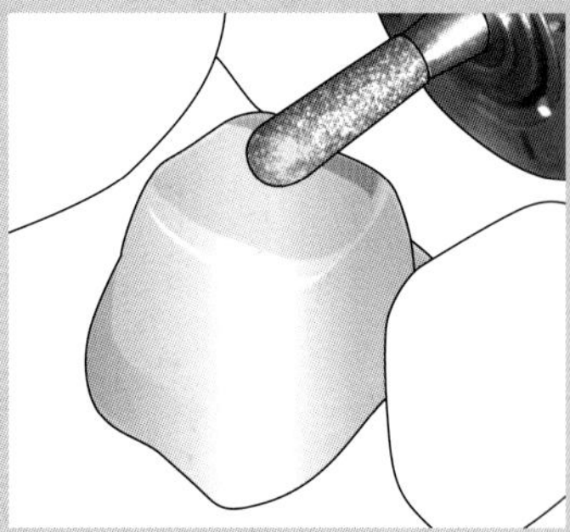

중심와
NY groove(함몰)

협설측 교두 간 거리는 6mm 이내

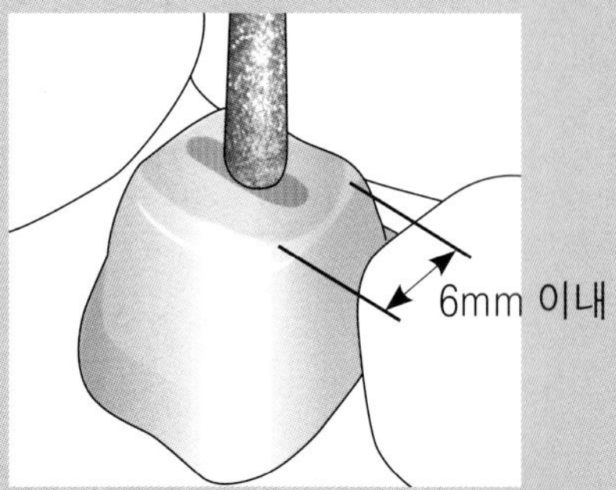

우각부의 형성

협설측 제2면, 제3면은 우각부를 통과한 지점에서 사라지고 인접면까지 연장하지 않도록 한다.

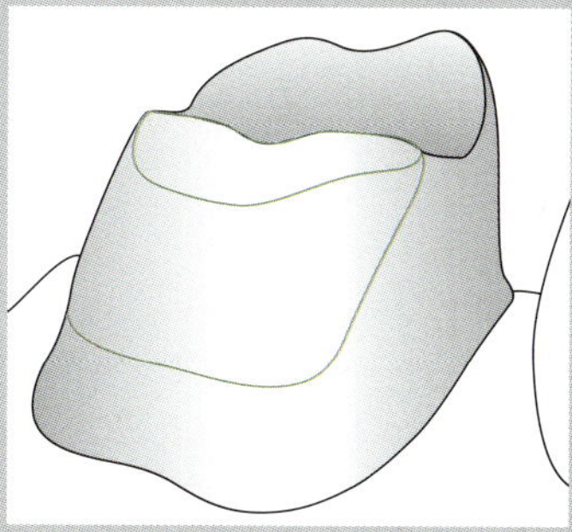

협설측 형성 제3면이 교합면부로 이어진다. 설면구부를 낮추고 교두부를 향해 올라가다 인접면 변연융선부를 향해 내려오는 산의 형태로 형성한다(교두 대 와).

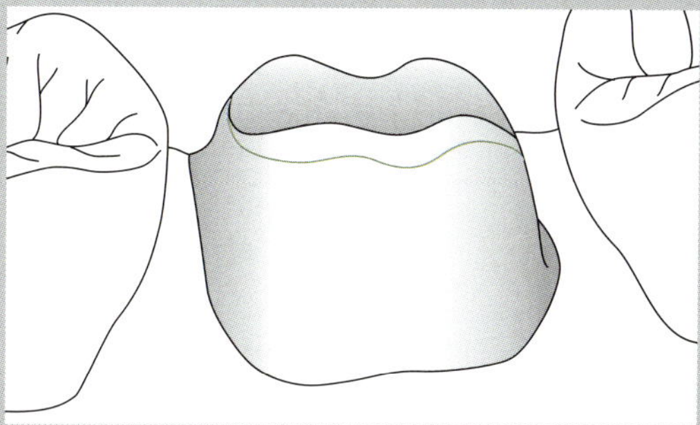

상악 중절치의 지대치 형성

순측면(3면 형성)

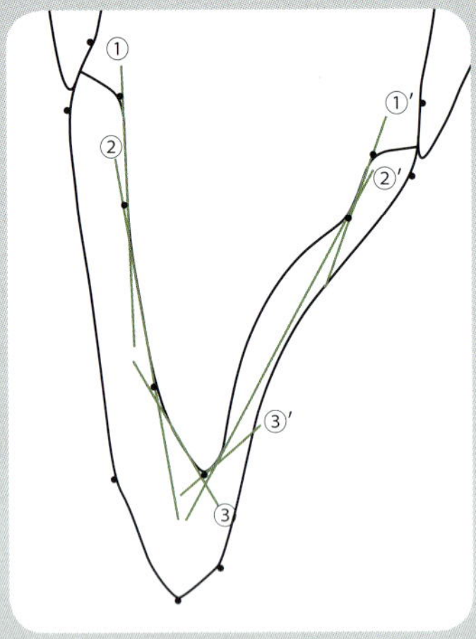

제1면
장축 방향 : 30° 경사

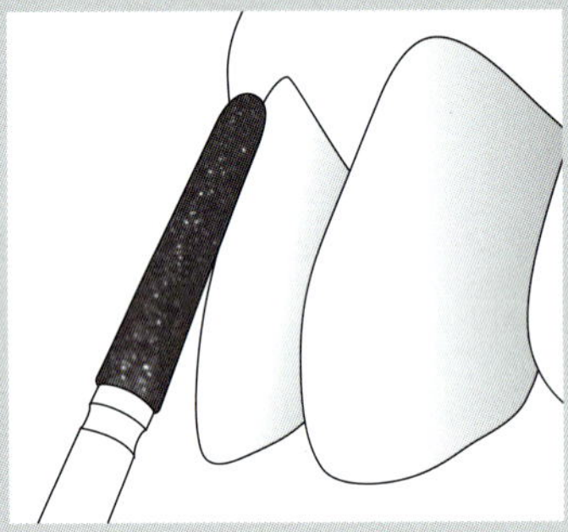

제2면 :
10° 경사

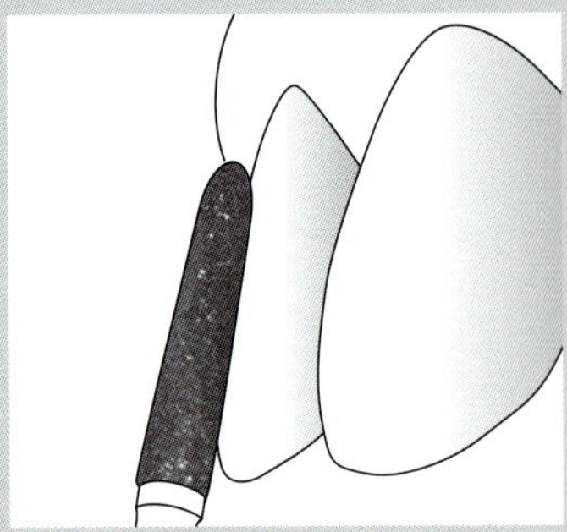

제3면 :
내측 경사

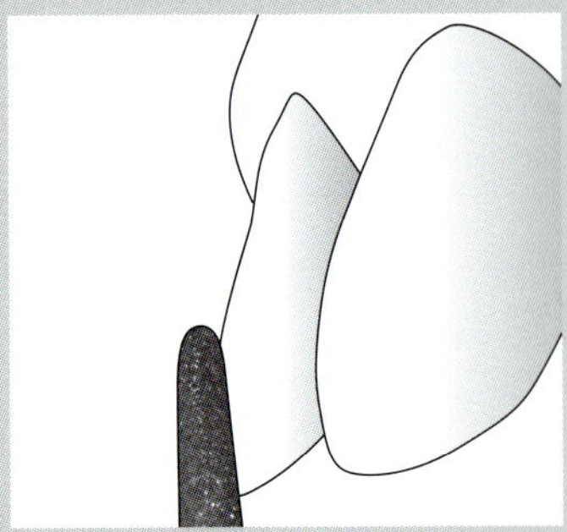

구개측면(3면 형성)

제2면
Football type bur로 결절부를 긁어 내리듯이 중앙협착부를 깊게 형성한다.

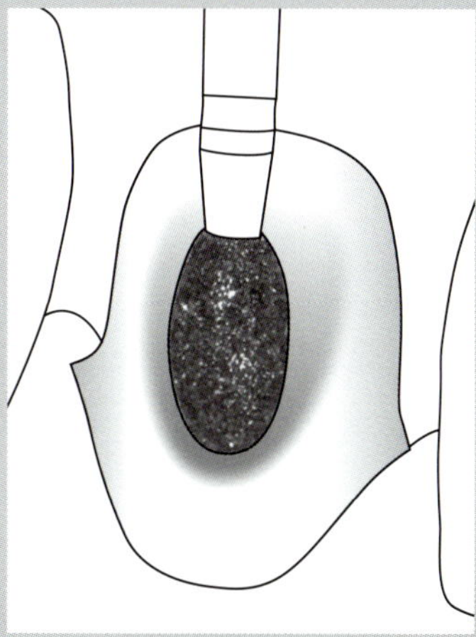

제3면
내측으로 경사지듯이 삭제한다.

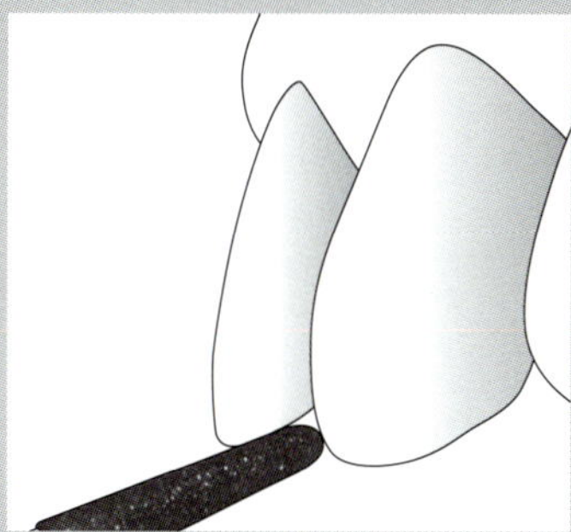

인접면(2면 형성)

제2면
치관측 1/2에서 약 20°(10°×2)의 taper를 부여한다.

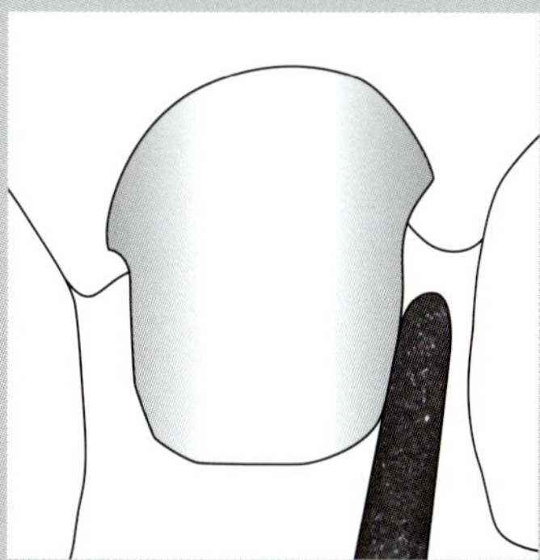

마진의 위치

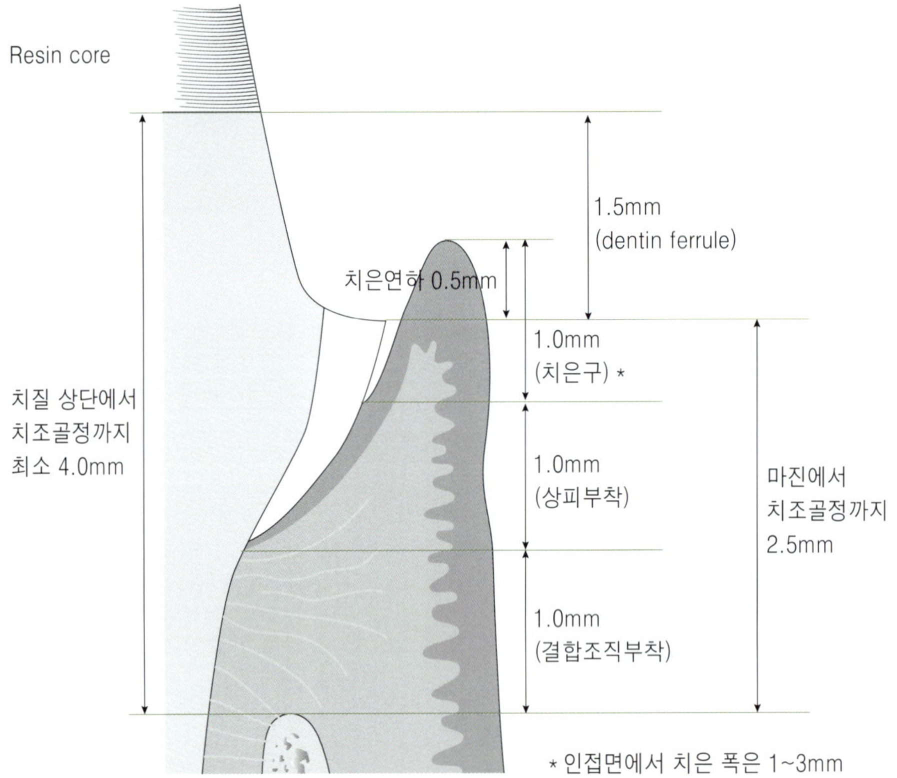

마진에서 치조골정까지 거리 : 2.5mm

치질 상단에서 치조골정까지 거리 : 최저 4.0mm

Dentin ferrule(finishing line에서 치질의 높이) : 최저 1.5mm

마진 설정 위치 : 치은연하 0.5mm 정도까지

형성 시 삭제량

		마진부 절삭 각도	순협측면 삭제량	구개 · 설측면 삭제량	인접면 삭제량	교합면 · 절단 삭제량
전치	PFM (porcelain margin · 설면 metal)	50° ~90°	1.2~1.5mm	1.0~1.4mm 0.4~0.7mm (설면 metal)	1.2~2.0mm	1.5~2.0mm 절연에서 2.0~2.5mm
	PFA	50° ~90°	1.2~1.5mm	1.0~1.4mm	1.2~2.0mm	1.5~2.0mm 절연에서 2.5~3.0mm
	PFZ	50° ~90°	1.2~1.5mm	1.0~1.4mm	1.2~2.0mm	1.5~2.0mm 절연에서 2.5~3.0mm
	Porcelain laminate veneer	15° ~30°	0.6~1.0mm	—	0.8~1.0mm	0.8~1.2mm
	경질레진 전장관	50° ~90°	1.2~1.5mm	0.4~0.7mm	1.2~2.0mm	1.5~2.0mm 절연에서 2.0~2.5mm
구치	PFM	50° ~90°	1.2~1.5mm	1.2~1.5mm	1.5~2.0mm	2.0~2.5mm
	PFA	50° ~90°	1.2~1.5mm	1.2~1.5mm	1.5~2.0mm	2.0~2.5mm
	PFZ	50° ~90°	1.2~1.5mm	1.2~1.5mm	1.5~2.0mm	2.0~2.5mm
	Gold 크라운	20° ~40°	0.6~1.2mm	0.6~1.2mm	1.0~1.5mm	1.2~1.5mm

치아의 크기

(mm)

치종		1	2	3	4	5	6	7
상악	치관장	11.5	10	11	8.5	7.5	7	7
	근원심경	8.5	7	8	7.5	7	10.5	10
	협설경	7	6.5	8	9.5	9	11.5	11.5

치종		1	2	3	4	5	6	7
하악	치관장	9	9.5	10.5	8.5	7.5	7.5	7
	근원심경	5.5	6	7	7	7.5	11.5	11
	협설경	6	6	8	8	8.5	11	10.5

본 책자는 구와타가 PFM을 개발할 때에 Dr. George Straussberg와 함께 작성한 Preparation Manual에서 힌트를 얻어 반세기가 흘러 근대 치관 수복치료용 지대치 형성 자료를 작성했다.

역자 약력

박 성 재

생생플란트치과 원장
전남대학교 치과대학 졸업
일본악교합학회 인정의
대한턱관절교합학회 인정의
대한구강악안면임플란트학회 우수회원
MINEC Faculty, SKCD 정회원(2기 수료)

박 지 영

Kuwata기공소 소장
광주보건대학교 치기공과 졸업
2001~2002년 최경명 교합세미나 수료
2003~2005년 Kuwata-College Senior & Complete Course 수료
2006년 일본 Ni-hon Dent 기공소 재직
2008년 Nakakomi Alps-Denture Course 수료
2012년 SKCD 기공사 코스 수료

Tooth Preparation

발행일 2015년 10월 5일
저 자 Yoshiaki Nishikawa and Masahiro Kuwata
역 자 박 성 재 · 박 지 영
발행인 최 용 원
편 집 김 애 선
표 지 김 애 선
발행처 **대한나래출판사**
등 록 제2012-000051호 (1994.12.14)

주 소 서울특별시 성동구 성수2로 147 (성수동2가 289-319번지)
아이에스비즈타워 903호
전 화 (02) 922-7080
팩 스 (02) 922-0841
이메일 nrpub@naver.com

ISBN 978-89-5741-398-2 **정가 70,000원**

www.dhpub.com